老中医教你卵巢保养

杨树文——编著

中国科学技术出版社

北京

图书在版编目（CIP）数据

老中医教你卵巢保养 / 杨树文编著. —北京：中国科学技术出版社，2018.5
（2024.6 重印）

ISBN 978-7-5046-7979-6

Ⅰ．①老… Ⅱ．①杨… Ⅲ．①卵巢疾病－中医治疗法 Ⅳ．① R271.917.5

中国版本图书馆 CIP 数据核字（2018）第 047472 号

策划编辑	焦健姿　王久红
责任编辑	黄维佳　翟　昕
装帧设计	华图文轩
责任校对	龚利霞
责任印制	徐　飞

出　　版	中国科学技术出版社
发　　行	中国科学技术出版社有限公司销售中心
地　　址	北京市海淀区中关村南大街 16 号
邮　　编	100081
发行电话	010-62173865
传　　真	010-62173081
网　　址	http：//www.cspbooks.com.cn

开　　本	720mm×1000mm　1/16
字　　数	133 千字
印　　张	8
版　　次	2018 年 5 月第 1 版
印　　次	2024 年 6 月第 2 次印刷
印　　刷	河北环京美印刷有限公司
书　　号	ISBN 978-7-5046-7979-6/R · 2225
定　　价	35.00 元

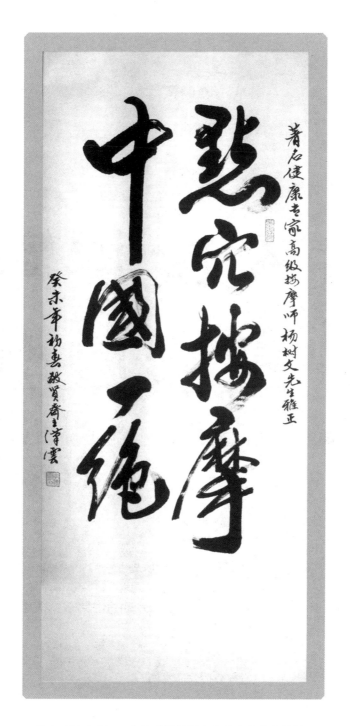

著名书法家李汉云先生盛赞杨树文先生点穴按摩绝技：
"点穴按摩，中国一绝！"

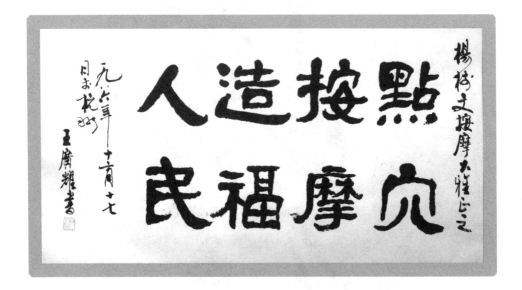

著名书法家王广耀先生盛赞杨树文先生的点穴按摩绝技：

"点穴按摩，造福人民。"

（1986 年 12 月 17 日，杨树文先生在杭州时，为著名书法家王广耀先生治愈了鼻炎）

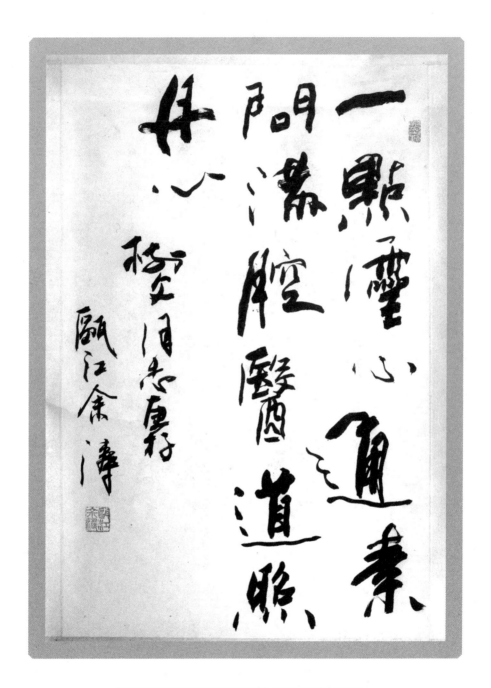

著名书法家瓯江余涛盛赞杨树文先生的高超医术:

"一点灵心通素问,满腔医道照丹心。"

(1987 年 8 月,杨树文先生为著名书法家瓯江余涛的家属治好了病)

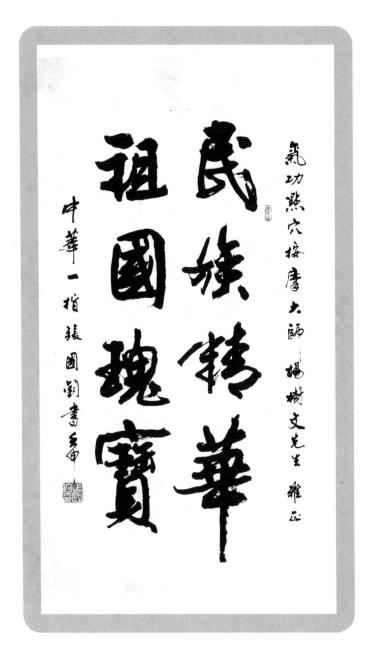

著名指书家（用手指写字，被誉为"中华一指"）
张国钧先生盛赞杨树文先生的中医点穴按摩绝技：
"民族精华，祖国瑰宝。"
（1992 年 10 月 11 日，杨树文先生为著名指书家张国钧先生治愈了头痛）

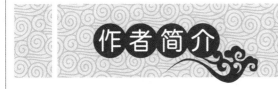

作者简介

　　杨树文，著名中医按摩专家、武术养生专家，1953 年出生于武术和中医点穴按摩世家。作者从小随长辈习武练功，至今已有 50 多年，从事中医点穴按摩治病已有 40 多年。从 1973 年至今，其学生和徒弟已遍及全国各地和几十个国家。习练其功法者均收到了显著的强身健体、美容润肤、明目益智、减肥丰胸、增高催眠、男子壮阳、女子回春、卵巢保养、防病治病和延年益寿等效果。中央人民广播电台，北京、海南、四川等省市电视台，一些国外电视台及《健康文摘》《自然医学》《中国医药报》《中国青年报》《华侨报》《澳门日报》CHINA SPORTS 等报刊媒体都曾报道过其中医点穴按摩绝技、功法和事迹。已出版中医养生、美容美体和点穴按摩著作 18 部，发表论文 39 余篇。

作者主要著作名录：

《美容与减肥》，高等教育出版社，1989 年

《美容与减肥》（竖排繁体字版本），中国台湾暖流出版社，1994 年

《"超人"即将诞生》，四川少年儿童出版社，1989 年

《气功点穴按摩术》，华夏出版社，第 1 版 1990 年，第 2 版 1999 年

《美容减肥增高术》，华夏出版社，1999 年

《常见疾病自疗术》，华夏出版社，1999 年

《中国传统健身术》，华夏出版社，2000 年

《增高》，北京出版社，第 1 版 2004 年，第 2 版 2005 年

《丰胸》，北京出版社，2006 年

《中医点穴按摩八大绝技》，人民军医出版社，第 1 版 2011 年，第 2 版 2015 年

《这样增高最有效》，人民军医出版社，第 1 版 2011 年，第 2 版 2015 年

《这样催眠最有效》，人民军医出版社，2011 年

《这样减肥最有效》，人民军医出版社，2011 年

《这样丰胸最有效》，人民军医出版社，2011 年

《图解常见病自我点穴疗法》，人民军医出版社，2012 年

《这样美容最有效》，人民军医出版社，2013 年

《中医养生防病健身法》，人民军医出版社，2015 年

《中医点穴按摩九大绝技（典藏版）》，中国科学技术出版社，2018 年

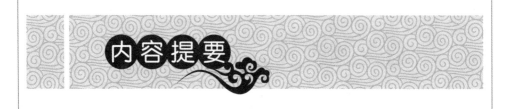

内容提要

　　本书是一部新颖、独特的女性自我保养参考书。卵巢是女性的重要器官，卵巢保养对女性一生的健康非常重要。由中医点穴按摩专家倾力打造，精选适合女性练习的卵巢保养自我点穴按摩术、乳腺增生自我点穴按摩术及女性健身操、女性养生健美功等纯自然方法，帮助广大女性轻松自我保养。本书内容丰富，通俗易懂，图文并茂，方法易学，安全实用，且效果显著。参照练习，可收到良好的保养效果，特别是在卵巢保养、强身健体、防病治病、精力充沛、美容润肤、明目醒脑、增强记忆、丰胸健美、胖者减肥、瘦者增重、性事美满、青春常驻、延年益寿等方面效果显著。本书可供广大女性读者阅读和习练，也可供广大医务人员、专业按摩人员参考和借鉴。

前　言

　　近年来，笔者所著的几种有关中医点穴按摩、美容美体和健康养生著作《中医点穴按摩八大绝技》《图解常见病自我点穴疗法》《这样减肥最有效》《这样增高最有效》《这样丰胸最有效》《这样催眠最有效》《这样美容最有效》《中医养生防病健身法》和《中医点穴按摩九大绝技》先后出版，受到国内外广大读者朋友的欢迎，收到大量国内外读者的来信、来电，纷纷表示按照书中介绍的方法练功和自我点穴按摩或为他人按摩，收到了理想的效果，特别是美容明目、祛痘润肤、减肥、增高、丰胸、丰臀、增重、保健、催眠、治病和强身健体等方面效果显著。甚至还有来自美国、英国、法国、澳大利亚、新加坡等国的按摩师看到这些著作后，专程来北京拜访笔者，希望系统学习"中医点穴按摩九大绝技"。他们学成回国后，用中医点穴按摩方法为当地居民治疗，非常受欢迎。此举既弘扬了中华民族的优秀传统文化，促进了人民健康事业的发展，又增进了中国人民和世界人民的友谊。笔者深感欣慰。

　　现在，越来越多女性对自我保养特别是卵巢保养很是看重，并在来信、来电中，向笔者询问怎样通过自我点穴按摩进行卵巢保养，并热切希望获取女性卵巢保养方面的知识。确实，现代女性压力很大，工作上忙忙碌碌，下班在家也闲不了，家务事要忙，还要照顾老人、孩子。虽然知道保养身体很重要，但根本没有时间和精力进行锻炼，因此迫切希望学习一些方法简单、效果显著且适合在家练习的健身操和养生健美功。

　　为满足广大女性读者学习卵巢保养方法的强烈要求，笔者结合祖传按摩经验及几十年的实践经验，编写了本书奉献给大家，希望能对广大女性读者有所裨益。

本书编写过程中，得到了杨帆、杨珺雅、杨浚明、王娜、岳兰琴、张六定、朱秀国、任翠等的整理支持，采纳了很多读者的建议，还特别邀请了著名画家任志刚为本书绘制插图。每个点按穴位、每个按摩动作、每个练功方法及做操动作都配有插图，以便读者图文互参，学以致用。

另外，书中还附有女性卵巢保养点穴按摩实例、治疗乳腺增生病例、练功体会和部分读者来信（为保护隐私权，书中登载时特隐去真实姓名及单位），供广大读者参考和借鉴。

希望本书所述能帮助更多女性朋友学会自我保养的健康之道。

读者朋友在阅读本书时，有不明之处，或自我点穴按摩、练功、做操中遇到了问题，可来电话咨询（010-89540462），13：00—14：00 及 22：00 后勿扰，或通过作者个人网站 www.yangshuwen.com 详细了解。

祝愿广大读者朋友们青春常驻、家庭幸福、万事如意！

杨树文

2018 年 1 月 8 日于北京

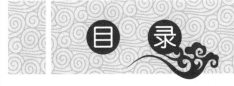

目　录

第1章　自我点穴按摩

第 2 章　卵巢保养点穴按摩

第 3 章　乳腺增生防治妙方

第4章　女性健身操

第5章　女性养生健美功

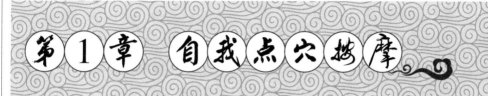

第1章 自我点穴按摩

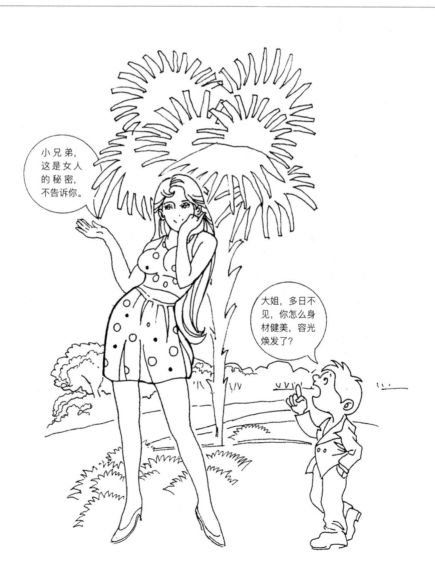

一、自我点穴按摩的特点

1. 历史悠久

我国传统的中医点穴按摩疗法（包括自我点穴按摩疗法）历史悠久，具有数千年历史，深深扎根于广大人民群众之中。因其治病方法简单易学，疗效显著，自古以来，一直深受欢迎，并传到了世界许多其他国家。

2. 经济简便

读者朋友可能有这样的体会，现在许多药物虽然包装比前些年精美多了，但价格昂贵。到医院看一次普通的感冒、鼻炎等病，往往就得花不少钱，而且有些病吃了不少药，花了很多钱，见效却并不明显。

读者朋友们不用着急，许多常见病，不用花钱买药，更不用到医院排队挂号看病，自己在家里通过点穴按摩就可以治疗。而且，也不一定需要固定的场所，可在家中、车间、田间、军营、办公室、教室、运动场等场所，随时随地进行自我点穴按摩，既经济，又方便，也不用求别人。

3. 安全可靠

自我点穴按摩治病或卵巢保养，全凭自己一双手，不用打针，不用吃药，更不用任何的医疗设备和器具，因而没有任何副作用，安全、可靠、舒适。

4. 适应证多

适合自我点穴按摩治疗的疾病较多，内科、神经科、男科、妇科、五官科和伤科的多种常见病、慢性病，都可以通过自我点穴按摩进行治疗。

另外，自我点穴按摩还可以用于美容、减肥、增重、增高、丰胸、丰臀、催眠和保健等方面。

5. 疗效显著

目前有不少常见病、慢性病和疑难病缺少特效药物和治疗方法。如慢性鼻炎、近视、面神经麻痹、坐骨神经痛、风湿性关节炎、肩周炎、颈椎病、胃下垂以及痛经、月经不调、不孕和卵巢早衰等妇科病，药物治疗见效往往不明显。但用自我点穴按摩法治疗，常常可以收到显著的治疗效果。这也是点穴按摩疗法几千年来经久不衰的原因之一。

自我点穴按摩不但对一些疾病和卵巢保养有显著疗效，而且对美容除皱明目、全身或局部减肥、单纯消瘦者增重、女性丰胸、丰臀健美、青少年增高、失眠多梦者催眠和中老年保健等，均有独特、明显的治疗效果。

6. 简单易学

自我点穴按摩治病方法非常简单，容易掌握。具有初中以上文化水平者都可照书自学，并能熟练掌握。

为了让广大读者能够看得懂，用得上，基本每一个按摩动作和每一个点按穴位都配有插图，使读者能够一目了然，更好地理解和掌握自我按摩治病方法。

7. 强身保健

用自我点穴按摩方法治疗疾病，由于经常活动手指，"十指连心"，还可大大改善心脏和大脑功能。

另外，经常进行自我点穴按摩，手指和手掌、胳膊等处主动或被动用力，相当于参加了一项中等运动强度的体育锻炼，会起到强身健体、养生保健和防病治病的作用。

在笔者熟悉和见到过的几十位中医按摩师、气功按摩师中，不论是四五十岁的中年人，还是七八十岁的老师傅，个个红光满面，身强体壮，很少得病。这是他们经常为人点穴治病，活动手指，锻炼身体带来的好处。

笔者本人也有这样的体会：每天工作很忙，白天常给国内外患者治病和教授徒弟、学生。晚上经常写书，写论文，还经常给许多读者、患者、徒弟、学生写回信，回复电子邮件。尽管每天工作十几个小时，休息时间很少，年龄又大，但本人精力充沛，身体健康，极少生病。并且从1971年至今几十年保持体重基本不变，身高1.75米，每年称体重都是69千克，始终保持着胖瘦适中的健美体型。这是本人坚持练功几十年以及经常为他人点穴按摩治病和自我点穴按摩保健带来的好处。这是服用任何药物和营养保健品都无法收到的效果。

二、自我点穴按摩的适应证

1. 内科常见病

头痛、偏头痛、感冒、咳嗽、支气管炎、哮喘、高血压、低血压、冠心病、胃病、便秘、腹泻、糖尿病等。

2. 神经科常见病

神经衰弱、面神经麻痹、坐骨神经痛、偏瘫等。

3. 妇科常见病

痛经、月经不调、不孕、白带过多、盆腔炎、乳腺增生、卵巢早衰等。

4. 男科常见病

慢性前列腺炎、阳痿、早泄等。

5. 五官科常见病

近视、老视、白内障、慢性鼻炎、慢性咽喉炎、耳鸣、耳聋、牙痛等。

6. 伤科常见病

落枕、颈椎病、肩关节周围炎、腕关节扭挫伤、风湿性膝关节炎、踝关节扭伤等。

7. 其他

除治病以外，自我点穴按摩法还可应用于以下 8 个方面。

（1）美容：可使面部皮肤光滑红润，皱纹减少，眼睛明亮有神，防治粉刺、雀斑和眼袋等。

（2）减肥：使肥胖者体重减轻，既可全身减肥，也可局部减肥。不用任何药物，也不用节食饿肚子，无痛苦，无副作用，既能减肥，又能健身治病。

（3）增重：可使单纯性消瘦者食欲增加，睡眠改善，吸收功能增强，体重增加。还能强身健体，保健长寿。

（4）增高：可使个子矮的青少年新陈代谢增强，生长激素增多，促使身高增长。

（5）丰胸：可使成年女性胸部丰满、富有弹性，还能防治乳腺增生、乳腺炎等慢性乳腺疾病。丰胸健美，防病治病，一举数得。

（6）丰臀：可使臀部翘起，丰臀、美臀，体现女性曲线美，使身材更健美。

（7）催眠：可使失眠多梦及神经衰弱者放松大脑、安神养心、心平气和、阴阳平衡、睡眠良好、精力充沛，有利于养生保健。

（8）保健：常用自我点穴按摩法进行头部或全身保健，可消除疲劳、恢复体力和精力、耳聪目明、头脑清醒、思维敏捷、记忆增强、精力充沛、防病治病、健康长寿。

以上讲的 8 个方面的点穴按摩方法、练功方法及有关食谱等可参考笔者其他著作的详细介绍，在此不做过多展开。

三、自我点穴按摩的禁忌证

自我点穴按摩治病方法和其他任何一种医疗方法一样，有他的长处和不足，不能包治百病。有一些病不适合自我点穴按摩治疗，应到正规医院治疗，具体病种列举如下。

- 急性肝炎、肾炎等急性炎症、热性病及传染病等。
- 烧伤、烫伤以及严重的皮肤病。
- 容易引起出血的疾病，如血友病、血小板减少性紫癜、过敏性紫癜等。
- 严重的心脏病、高血压、癌症晚期等。

四、自我点穴按摩的作用和治病原理

1. 疏通经络，行气活血

我国传统中医理论认为，经络是运行营卫气血的通路，当人体发生疾病时，就会邪正相搏，阴阳失调，造成经络气血随之紊乱。而营卫气血的运行被阻，则可导致各种疾病。

历史资料《点穴术·点穴与气血篇》指出:"若能开其门户,使气血复其流行,则经脉既舒,百病自除,治法当从其穴之前导之,或在对位之穴启之,使所闭之穴感受震激,渐渐开放,则所阻滞之气血,亦得慢慢通过其穴,以复其流行矣。"这说明采用适当的方法和点穴按摩,可起到疏通经络、行气活血、调和营卫的作用,故能治疗疾病。

2. 平衡阴阳,扶正祛邪

在正常情况下,人体各种组织、器官的功能活动都保持着有机协调,即阴阳处于相对平衡的状态。如果这种协调关系因某种因素而遭到破坏时,阴阳就会失去相对的平衡,导致某些疾病的发生。这时,用自我点穴按摩治疗可增强人体正气,驱除邪气,达到治病健身的目的。

用现代医学的观点来看,运用自我点穴按摩法治病,可调节人体神经系统的功能,增强新陈代谢和机体的抗病能力,还可调动人体体内的潜能,促进血液循环,加速损伤组织的修复,增强免疫力,防病治病,养生保健。

五、自我点穴按摩治疗的次数、疗程和时间

多数常见病每天可治疗 1～3 次。如果读者每天工作很忙,病情又不太重,每天治疗 1 次就可以。如果读者病情较重,很难受,为了使病好得快一些,尽量每天多治疗几次。例如你不慎患了头痛、感冒或鼻炎等疾病,可以上午治疗 1 次,下午治疗 1 次,晚上再治疗 1 次,这样病可以好得更快一些。

一般来说,6 天为 1 个疗程,两个疗程之间可休息一天或不休息。病情较轻和见效快的患者,一般治疗几天就会痊愈或症状明显减轻。病情较重和见效慢的患者,可连续治疗几个疗程甚至更长的时间。

另外,病情较重的患者也可以请专业医生治疗或在治疗的同时,配合自我点穴按摩,这样双管齐下,疗效会更显著一些。

总之,每位读者的情况是不同的,作为图书作者,不可能为每位读者设想得周周到到。读者朋友可根据自己的实际情况和兴趣爱好,来做出合理的安排。

每次治疗时间的长短,读者可根据自己的身体情况和病理状态来决定。

小部位的病症，如鼻炎、牙痛、落枕、腕关节扭伤等，一般治疗 5～10 分钟。

大部位和复杂的病症治疗及自我保养，如高血压、冠心病、神经衰弱、痛经、月经不调等病和卵巢保养，则需要治疗 10～30 分钟。

另外，书中所列自我点穴按摩的"次数"或"遍数"，读者也可根据自己的具体情况适当增加。

书中所列点按穴位持续时间为 9 秒至 36 秒等，不一定是精确时间。读者可根据自己的具体情况多点按几秒或少点按几秒都可以，不影响疗效。读者也不一定边点按穴位，边看表计时，估计大概时间即可。

六、自我点穴按摩注意事项

• 自我点穴按摩前，要把手洗干净，而且平时要勤修指甲，指甲不要留太长，以免影响点穴按摩。

• 刚吃完饭、喝酒后、过度饥饿时或暴怒后，均不要用自我点穴按摩法进行治疗。

• 女性读者在经期和孕期不要在腰腹部自我点穴按摩。其他部位可以轻轻按摩，而且手法一定要轻柔和缓。

• 要宽衣解带，呼吸自然，避免精神紧张。自我治疗时，思想要集中，不要边和旁人说话或边看电视边按摩。注意力集中在点按的穴位或按摩的部位上。同时还要注意被治疗的部位肌肉要放松，不要有紧张感。

• 治疗中，手法要由轻到重，由缓到急，循序渐进。

• 用力大小要适当。用力太小，达不到治疗效果。用力太大、过猛，又会使被治疗的部位疼痛，甚至出现青紫的瘀斑（多见于女性）。因此，读者在自我治疗时，一定要注意手法正确，用力大小合适。

七、怎样学习自我点穴按摩

• 先认真看一下后文"自我点穴按摩常用手法"，将点按法、揉法、推法、拿法和拍法等常用手法反复在自己身上练习，熟练掌握，在以后的治疗中自然能够得心应手。

• 简要看一下后文"经络和穴位常识"和"自我点穴按摩常用穴位"。先大致了解一下，不要死记硬背那些经络和穴位。以后在进行自我点穴按摩时，需要哪些穴位，再熟悉哪些穴位，用不到的穴位，可以暂时不要管它。

• 在基本掌握常用手法和大概了解经络穴位常识之后，就可以按照书中介绍的"卵巢保养自我点穴按摩术"或"乳腺增生自我点穴按摩术"进行自我治疗了。

• 自我点穴按摩手法正确与否和取穴正确与否，都会直接影响治疗效果，读者平时可按书中所标穴位位置和动作插图，经常在自己身上寻找穴位，不断探索，找好感觉，确定穴位的准确位置和正确的点穴按摩手法。一般穴位，用手指点准了，都会产生一种特有的酸、麻、胀、痛的感觉。

• 本书中提到的"患侧"和"健侧"：患侧是指患病一侧，健侧指没有患病的一侧。例如左边牙痛，左脸、左肩、左胳膊、左手甚至左腿都属于患侧；相反，右脸等右侧部位则属于健侧。

• 读者朋友熟练掌握自我点穴按摩治病方法后，如果不想停留在自我点穴按摩的水平上，想了解或掌握为他人治疗的"中医点穴按摩疗法"，以提高自己的点穴按摩水平，可参看笔者的另一专著《中医点穴按摩八大绝技》。如果想了解"中医气功点穴按摩疗法"，可参看另一专著《中医点穴按摩九大绝技》。

八、自我点穴按摩常用手法

虽然中医点穴按摩治病的手法很多，但应用到卵巢保养自我点穴按摩和治疗乳腺增生的手法并不多，只用到点按法、揉法、推法、拿法和拍法5种手法。非常简单，易学易练，很容易掌握。下面分别介绍。

1. 点按法

点按法是自我点穴按摩最常用、应用最广泛的手法，也是最基本的手法。一般的常见病都可以用此法治疗，要在自己身上反复实践，才能熟练掌握，得心应手。

　　点按法分拇指点按、示指（食指）点按、中指点按等。由于拇指点按比其他手指点按力度大，所以，拇指点按更常用一些。如果读者习惯用示指或中指，也可以根据自身偏好使用惯用手指。

　　（1）拇指点按法：拇指伸直，其余四指屈曲紧握。拇指在有关穴位上进行点按（图 1-1）。

　　（2）示指点按法：示指伸直，其余四指屈曲握紧。示指在有关穴位进行点按（图 1-2）。

　　（3）中指点按法：中指伸直，其余四指屈曲握紧。中指在有关穴位进行点按（图 1-3）。

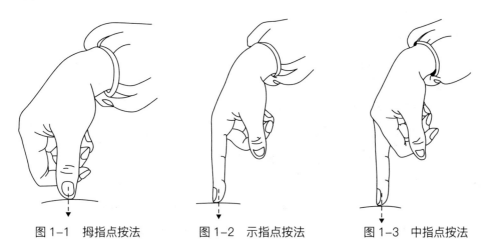

图 1-1　拇指点按法　　　图 1-2　示指点按法　　　图 1-3　中指点按法

　　（4）两指对按法：一般情况下，进行点穴按摩时使用单一手指在某一穴位上进行点按。有时，根据治疗上的需求，要使用两手拇指或中指、示指在左右两穴位上同时用力进行点按。例如两手拇指同时在腹部左、右天枢穴上，同时用力进行点按（图 1-4）。

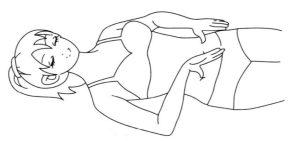

图 1-4　两拇指同时点按左、右天枢穴

点按法的特点是接触面较小，刺激的强弱容易调节，全身的经络穴位都可以应用，具有温经散寒、疏通闭塞、活血止痛和调整脏腑等作用。

点按法施术要领和注意事项：①读者在自我点穴按摩时，要集中精力，小心谨慎。身体强壮者，用力可稍微大些；身体瘦弱者，用力要稍微小些。要柔中有刚，有渗透力。切忌用蛮力，不可鲁莽，以免出现不良后果。②点按穴位时要用指腹，不要用指尖，以免擦伤皮肤。要勤修指甲，指甲不要留太长。③点按穴位的时间一般是 9～36 秒，个别需要延长点按时间的可操作 1 分钟左右。

2. 揉法

揉法和点按法一样，也是自我点穴按摩最常用的、应用最广泛的手法之一。

揉法一般分为指揉法和掌揉法等。用手指或手掌在有关穴位或部位揉动时，不移开所接触之皮肤，而是带动皮下组织随手指或手掌的旋转而滑动。

（1）指揉法：指揉法分拇指揉法（图1-5）、示指揉法和中指揉法等。

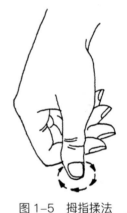

图 1-5 拇指揉法

（2）双掌揉法：两掌同时用力在有关穴位或部位揉动，例如双掌揉腰（图1-6）、双掌揉腿（图1-7）。

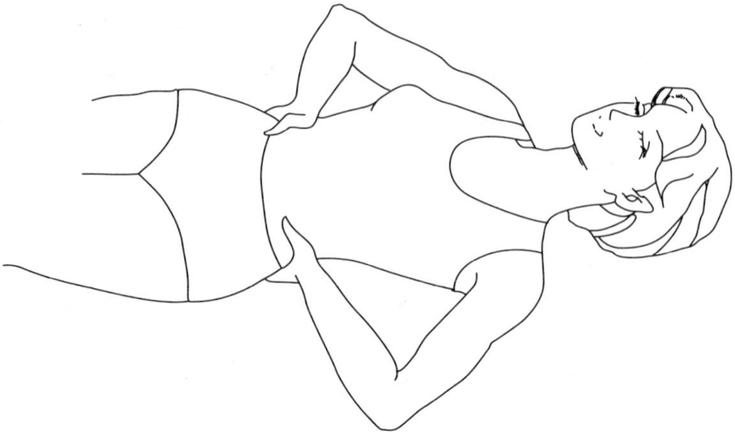

图 1-6 双掌揉腰

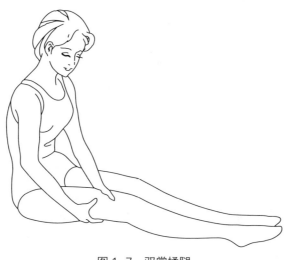

图 1-7　双掌揉腿

（3）叠掌揉法：右手掌按在某穴位或部位上，左手按在右手背上，两手掌上下重叠，同时用力按顺时针方向或逆时针方向揉动。例如，叠掌揉腹（图 1-8）。

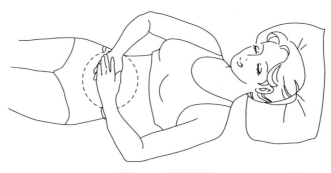

图 1-8　叠掌揉腹

揉法一般用力轻柔缓和，速度均匀，具有舒筋活血、缓解痉挛、化瘀消肿和通经止痛等作用。

揉法施术要领和注意事项：①顺时针方向或逆时针方向揉动，向左或向右揉动，向里或向外揉动均可。书中根据不同病情，详细地介绍了揉动的方向和次数，请读者仔细阅读。②操作时手法力度要由轻到重，柔中有刚，要有渗透力。速度不要忽快忽慢，用力也不要忽大忽小。

3. 推法

推法一般分为拇指平推法、单掌平推法和叠掌平推法等。

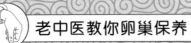

（1）拇指平推法：拇指面着力，其余四指分开助力，在有关穴位或部位向前推进（图1-9）。

（2）单掌平推法：单掌着力，以掌根为重点向一定方向推进（图1-10）。

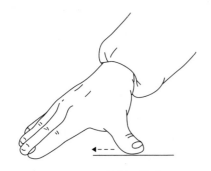

图1-9 拇指平推法

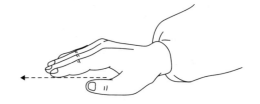

图1-10 单掌平推法

（3）叠掌平推法：两手掌上下重叠，同时用力向一定方向推进，例如叠掌推腹法（图1-11）。

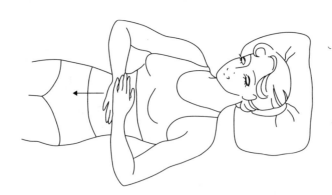

图1-11 叠掌推腹法

拇指平推法常用于头面部和其他面积较小的部位。单掌和叠掌平推法常用于胸腹和四肢等面积较大的部位。

推法具有疏通经络、舒筋活血、消瘀散结和缓解软组织痉挛等作用。

推法施术要领和注意事项：①运用推法时，常与其他手法配合操作，可连续推9～36次。②推法一般可直接在皮肤上操作，也可以隔衣操作。直接在皮肤上推时，要注意防止推破皮肤。隔衣推时，要注意不要使衣服和皮肤产生摩擦，以免引起疼痛和不适。③运用推法时，注意用力要适度。按摩后，一般都有一种舒畅、轻松的感觉。

4．拿法

拿法也是较常用的手法之一，操作时，用拇指和其余四指的指腹，相对用力将穴位或某部位的肌肉拿起，稍停再松开。

拿法分单手拿和双手拿两种。

（1）单手拿法：操作时，只用一只手施术，例如单手拿肩法、单手拿肘法（图1-12）。

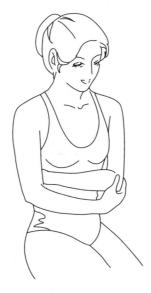

图 1-12　单手拿肘法

（2）双手拿法：操作时，双手同时用力将某部位的肌肉拿起，稍停再松开，例如双手拿腰（图1-13）、双手拿腿（图1-14）。

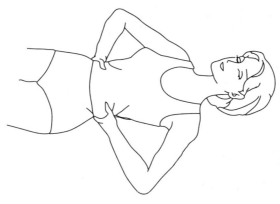

图 1-13　双手拿腰

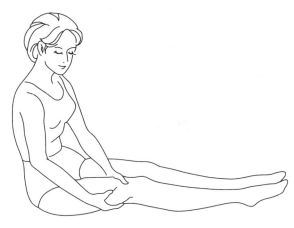

图 1-14　双手拿腿

拿法的刺激性比较强，常配合其他手法应用于肩、颈、腰两侧和四肢等部位，具有疏通经络、解表发汗、调和气血、镇静止痛和开窍醒神等作用。

拿法的施术要领和注意事项：①操作时手腕要放松，用指面着力，动作要连续不断，用力要由轻到重，再由重到轻。一般治疗部位可反复拿 9 ～ 36 次。②要根据不同的病情和治疗部位，掌握好拿法的力度。③一般情况下，拿法常与拍法和揉法配合操作，以缓和刺激。这样，不但患者感到轻松，疼痛减轻，而且也有利于疗效的提高。

5. 拍法

五指并拢，掌指关节微屈，掌心微凹成虚掌，用掌心拍打某穴位或部位，称为"拍法"。

拍法分单掌拍法和双掌拍法两种。

（1）单掌拍法：操作时只用左手掌或右手掌施术，例如单掌拍肩法。

（2）双掌拍法：操作时，两手掌同时用力拍打某穴位或部位，例如双掌拍腿（图1-15）。

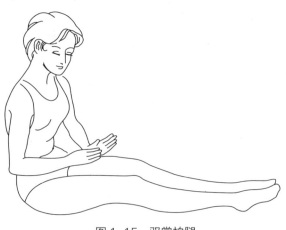

图 1-15　双掌拍腿

拍法是一种带有机械震动性的中等强度刺激手法，多用于肩、臂、背、臀、腿等部位。操作的力量可渗透达肌肉、关节、骨骼等组织。具有行气活血、疏通经络、固肾健脾和强身健体的作用。重拍法可使神经兴奋，轻拍法可使筋骨舒展。

笔者每晚睡觉前，用双掌和双拳将全身拍打和击打一遍。自从1972年跟一位民间武术大师学会后，至今一直坚持做。确实起到了解除疲劳、防病治病和强身健体等作用。笔者虽是老年人，但身体强壮结实，如同青年人一般。并且，几十年没有到医院看过病。因此拍法虽看起来最简单，但它却是一种很好的健身和治疗方法。

拍法的施术要领和注意事项：①操作时，要有灵活的腕力，动作要协调，着力要有弹性。用力要由轻到重。②拍法属于"刚劲"手法，如果运用不当或用力过猛，就会对身体造成不良刺激。因此，操作时要注意动作技巧，使手法刚中有柔，并根据不同病情和治疗部位及穴位，选择适当的手法和适当的力度。③拍打的快慢程度可根据读者病情和本人的体质及适应能力来选择，一般由慢到快，再由快到慢。拍打的次数，一般情况下每10秒为10～20次。

九、经络和穴位常识

1. 经络常识

中医学认为，在人体内部存在着一个纵横交错、四通八达的经络系统。

经络是经脉和络脉的总称。粗大的、于身体深部纵行的主要干线，称为"经"，也叫"经脉"。细小的、经脉的分支、网络于经脉间的称为"络"，也叫"络脉"。

经络内属脏腑，外络肢节，是运行全身气血，沟通上、下、内、外，调节体内各部分的通路。通过经络在全身有规律的循环和错综复杂的联络交会，把人体的五脏六腑、四肢百骸、五官九窍、皮肉筋脉等组织器官联结成一个有机的统一的整体。

经络系统由经脉、络脉、十二经筋、十二皮部组成。其中，经脉由十二正经、奇经八脉、十二经别、十二经筋、十二皮部组成。络脉由十五络脉、孙络和浮络组成。

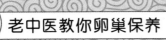

虽然经络包括的范围很广，但其体表与内脏联系的经络主要有十二条，称十二正经，或称十二经脉。十二正经有手经、足经、阴经、阳经之分。十二正经可分为手三阴经、手三阳经、足三阴经、足三阳经四组。每一经脉联系一个脏（或腑），即心、肝、脾、肺、肾、心包和胆、胃、大肠、小肠、膀胱、三焦（左右）各一条，与心相连的叫心经，与肺相连的叫肺经，其他经以此类推。阳经属腑，行于四肢的外侧；阴经属脏，行于四肢的内侧。手经行于上肢，足经行于下肢。

十二经加上任脉和督脉合称十四经脉。十四经脉是经络的主体。

2. 穴位常识

穴位又称腧穴、气穴、孔穴、穴道等，是脏腑、经络之气输注的意思，"穴"具有空隙和聚集的意思。

凡是有一定的名称和一定部位，按照十四经脉排列的穴位称为"经穴"。

没有列入十四经脉，而从临床实践中逐渐发现的经验穴，称为"经外奇穴"。

没有一定的名称和具体位置，以压痛点而定穴的称为"阿是穴"，又称"天应穴"。

穴位的发现和定位是在实践中不断完善的。人体上的穴位，单穴有 52 个，双穴有 309 对，常用经外奇穴 47 个。其中，手太阴肺经有双穴 11 对（左右共计 22 个穴位，下同），手阳明大肠经有双穴 20 对，足阳明胃经有双穴 45 对，足太阴脾经有双穴 21 对，手少阴心经有双穴 9 对，手太阳小肠经有双穴 19 对，足太阳膀胱经穴位最多，有双穴 67 对，足少阴肾经有双穴 27 对，手厥阴心包经有双穴 9 对，手少阳三焦经有双穴 23 对，足少阳胆经有双穴 44 对，足厥阴肝经有双穴 14 对，任脉有单穴 24 个，督脉有单穴 28 个，常用经外奇穴 47 个。

3. 穴位的作用

穴位通过经络与脏腑密切相关，能反映各脏腑的生理或病理变化。如果把内属脏腑、外络肢节、沟通内外、贯穿上下、运行气血的经络比作大江小河，那么穴位就是分布在这些江河上的小湖泊，对江河可起调节作用。用针灸、点穴按摩等手法刺激穴位，就可以通过经络激发脏腑、经络之气，调动人体内在的抗病能力，调节机体的虚实状态，调和阴阳，以达到防病治病、美容、明目、减肥、增重、丰胸、丰臀、增高、催眠、保健和卵巢保养等目的。

一般来说，穴位在哪个部位便可治哪个部位的疾病，这是穴位最基本的功能。

例如眼睛周围的睛明穴、四白穴，均治近视、弱视和白内障等眼病。耳周围的听宫穴、听会穴，均治耳聋、耳鸣等耳病。腹部的气海穴、关元穴、中极穴等，均治痛经、月经不调、不孕等妇科病，还有很好的卵巢保养的效果。除此之外，穴位还有远治作用，人们常说："上病下治""左病右治"，就是这个道理。例如上火牙痛，点按患侧下关穴和手上合谷穴就有明显的治疗效果。点按腿上的血海穴、阴陵泉穴和三阴交穴等就有明显的治疗妇科病和卵巢保养等效果。

凡属同一经上的穴位，都对其所络属的脏（腑）有治疗作用。例如：肺经上的穴位，一般都能治疗肺及咽喉的病症。某些穴位对某些疾病又有着特殊的治疗作用。例如：合谷、内关穴的镇痛效果好，足三里穴治疗胃肠病效果好等。因此，在临床上采用循经配穴法和对症配穴法。

4. 穴位的含义

每一个穴位名称都有一定的含义。如果了解一下穴位命名的含义，就会不知不觉对穴位产生兴趣，也就容易记住了。

我们的祖先对穴位名称的取义内容十分广泛，可以说是上察天文，下观地理，中通人事，远取诸物，近取诸身，从多方面汇集而成。既有科学性，又有趣味性。既形象又便于记忆。有的穴位，一看它的名字，就知道它的功能和作用。例如内眼角的睛明穴，它的含义是：睛，眼睛；明，光明。此穴是治眼病的主要穴位，能使眼睛明亮有神。又如鼻翼旁的迎香穴，它的含义是：迎，迎接；香，芳香。常点按本穴能治鼻炎、鼻塞，提高嗅觉能力，知香臭。

再如大腿内侧的血海穴，它的含义是：血，气血；海，百川皆归之处。血海者，可以统血、摄血。男人常点按本穴可使气血充足，身体强壮，性能力增强。女人常点按本穴可使气血调和、月经正常、美容润肤、面色红润、增添女性魅力，并可防治痛经、月经不调、不孕、功能性子宫出血、卵巢早衰、贫血等疾病。

有的穴位是以天文星象和气候取类比象命名的，如日月、上星、天宗、天池、天泉、紫宫等穴。

有的穴位是以地理地形取类比象命名的，具体如下。

（1）山洼无水之处为谷，穴位有率谷、合谷、阳谷、阴谷、然谷等穴。

（2）水所止处为池，穴位有风池、阳池、曲池、天池等穴。

（3）百川皆归之处为海，穴位有气海、血海、少海、小海、照海等穴。

（4）水从地出为泉，穴位有廉泉、涌泉、水泉、极泉、阳陵泉、阴陵泉等穴。

（5）深凹有水之处为井，穴位有肩井、天井等穴。

（6）地理上的门户为关，穴位有内关、外关、上关、下关、阳关等穴。

有的穴位是以居处和社会形态取类比象命名的，例如：

（1）王者所居谓之宫，穴位有紫宫、劳宫、听宫等穴。

（2）国君所在人民聚居之处谓之都，穴位有大都、阴都、中都等穴。

（3）财富与人口集中之处谓之府，穴位有中府、风府、天府、俞府、少府等穴。

（4）宽敞明亮的居室谓之堂，穴位有玉堂、神堂、印堂等穴。

（5）堂前门内谓之庭，穴位有神庭、中庭、内庭等穴。

（6）人可出入，声可通达之处谓之门，穴位有耳门、云门、京门、神门、期门、石门、命门、哑门等。

穴位的取义内容非常丰富，受篇幅所限，这里就不详细介绍了。

经络学说是中华民族优秀的文化遗产之一，是我们中国对世界医学事业的重大贡献，每一个中国人都应为之而自豪。

2010 年 11 月 16 日，中国针灸（含经络、穴位）被联合国教科文组织正式列入人类非物质文化遗产代表作名录。

十、自我点穴按摩常用穴位

虽然人体上的穴位有几百个，但常用的穴位并不多。用于卵巢保养自我点穴按摩和治疗乳腺增生的常用穴位就更不多了，总共只有 16 个。其中胸、腹部 10 个，上肢 2 个，下肢 4 个。下面分别介绍。

1. 胸、腹部和上肢常用穴位

共 12 穴，具体穴位见图 1-16。

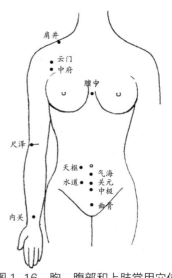

图 1-16　胸、腹部和上肢常用穴位

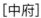

[中府]

归经：手太阴肺经。

部位：云门下1寸，平第1肋间隙，距前正中线6寸处。

主治：支气管炎、肺炎、哮喘、肺结核、乳腺增生等。

常用手法：点按、揉、拍法等。

[云门]

归经：手太阴肺经。

部位：锁骨下窝凹陷处，距前正中线6寸处。

主治：咳嗽、胸痛、胸闷、哮喘、肩周炎、乳腺增生等。

常用手法：点按、揉、拍法等。

[肩井]

归经：足少阳胆经。

部位：大椎与肩峰连线之中点，肩部最高处。

主治：肩背痛、中风偏瘫、乳腺炎、乳腺增生、功能性子宫出血等。

常用手法：点按、揉、拿法等。

[膻中]

归经：任脉。

部位：前正中线，两乳头中间。

主治：支气管哮喘、支气管炎、胸痛、胸闷憋气、乳腺炎、乳汁过少、乳腺增生、肋间神经痛等。

常用手法：点按、揉、拍法等。

[天枢]

归经：足阳明胃经。

部位：脐中旁开2寸处。

主治：肠炎、腹痛、子宫内膜炎、便秘、月经不调、卵巢早衰等。

常用手法：点按、推、揉法等。

[气海]

归经：任脉。

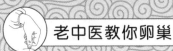

部位：前正中线，脐下 1.5 寸处。

主治：神经衰弱、腹胀、腹痛、痛经、月经不调、不孕、卵巢早衰等。

常用手法：点按、推、揉法等。

[关元]

归经：任脉。

部位：前正中线，脐下 3 寸处。

主治：腹痛、腹泻、尿路感染、肾炎、月经不调、痛经、不孕、白带过多、盆腔炎、子宫脱垂、卵巢早衰等。

常用手法：点按、揉、推法等。

[水道]

归经：足阳明胃经。

部位：脐中下 3 寸，前正中线旁开 2 寸。

主治：肾炎、膀胱炎、小便不通等。

常用手法：点按、揉、推法等。

[中极]

归经：任脉。

部位：前正中线，脐下 4 寸处。

主治：遗尿、遗精、痛经、月经不调、白带过多、不孕、盆腔炎、尿路感染、肾炎、卵巢早衰等。

常用手法：点按、揉、推法等。

[曲骨]

归经：任脉。

部位：前正中线，耻骨联合上缘的中点处。

主治：月经不调、子宫脱垂、膀胱炎、遗尿、卵巢早衰等。

常用手法：点按、揉法等。

[尺泽]

归经：手太阴肺经。

部位：仰掌，肘部微屈，在肘窝横纹上，肱二头肌肌腱桡侧缘凹陷中。

主治：肺炎、支气管炎、胸膜炎、乳腺增生、咽喉痛等。

常用手法：点按、揉、拍法等。

[内关]

归经：手厥阴心包经。

部位：腕横纹正中直上 2 寸处，两筋之间。

主治：风湿性心脏病、心绞痛、呕吐、胃痛、腹痛、脾胃不和、哮喘、咽喉肿痛、乳腺增生等。

常用手法：点按、揉、推法等。

2.下肢常用穴位

共 4 穴，具体穴位见图 1-17。

[箕门]

归经：足太阴脾经。

部位：在大腿内侧，血海上 6 寸处。

主治：尿道炎、尿失禁等。

常用手法：点按、揉、拍法等。

[血海]

归经：足太阴脾经。

部位：屈膝，在大腿内侧，髌骨内上缘 2 寸，当股内侧肌隆起处。

主治：月经不调、不孕、功能性子宫出血、卵巢早衰、贫血、神经性皮炎等。

常用手法：点按、揉、拍法等。

[阴陵泉]

归经：足太阴脾经。

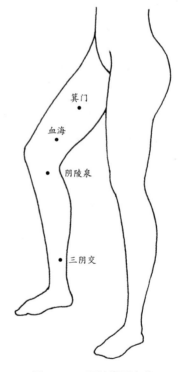

图 1-17　下肢常用穴位

部位：在小腿内侧，胫骨内侧髁下缘，当胫骨和腓肠肌之间凹陷处。

主治：腹胀、腹水、尿路感染、月经不调、卵巢早衰、肾炎、肠炎、痢疾、膝痛等。

常用手法：点按、揉、拍法等。

[三阴交]

归经：足太阴脾经。

部位：在小腿内侧，足内踝尖直上 3 寸，胫骨内侧缘后方。

主治：泌尿与生殖系统疾病、腹胀、腹痛、腹泻、神经衰弱、月经不调、带下、闭经、不孕、卵巢早衰、遗尿、小便不利、偏瘫等。

常用手法：点按、揉、拍法等。

3. 怎样取穴

取穴正确与否能直接影响卵巢保养和治病效果，因此，读者要细心领会以上穴位所讲的具体位置。取穴时可以运用人体体表标志、骨度分寸、指寸法等不同的方法，还可以根据特殊体表标志和肢体活动时所出现的肌肉突起、凹陷，肌腱、关节凹陷等标志取穴。这就要求读者平时多观察、揣摩，以掌握骨骼、关节、肌肉、肌腱的隆起、凹陷等特点。

另外，以上讲的"寸"，不是指人们日常量衣服的尺寸，而是"同身寸"。"同身寸"就是被治疗者（这里指自我按摩者）本人的中指屈指时，内侧两端纹头之间折为 1 寸，或拇指指关节横度折为 1 寸（图 1-18）。

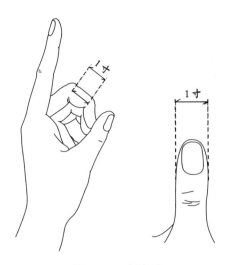

图 1-18　同身寸

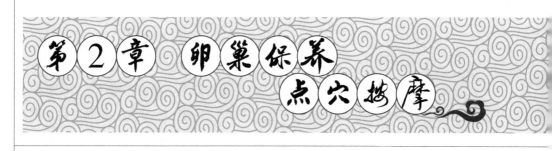

第2章 卵巢保养 点穴按摩

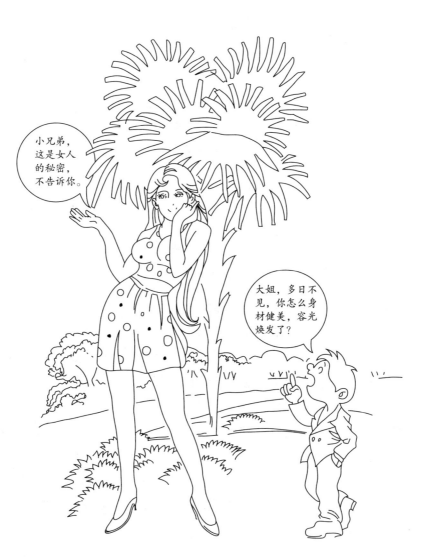

一、卵巢保养的重要意义

1. 卵巢结构

卵巢是女性内生殖器的重要器官。内生殖器分为生殖腺和输送管道(图2-1)。生殖腺为卵巢,输送管道包括输卵管、子宫和阴道。卵巢内的卵泡成熟后发生破裂,把卵子排出,经腹膜腔进入输卵管。如果在输卵管中受精,就会在子宫黏膜内发育成长。分娩时,胎儿出子宫口,经阴道娩出。如果没有受精,卵子在输卵管内就会退化、消失。

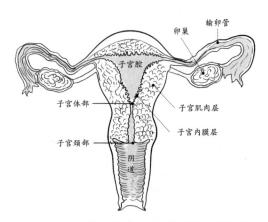

图 2-1　女性内生殖器官及卵巢位置（前面观）

女孩在妈妈肚子里4～5个月时,卵巢内已经有卵泡600万～700万个。以后,随着胎儿发育长大,卵泡数逐渐减少,到出生时,卵泡数约500万个。

女孩出生后,卵巢内的卵泡数不会再增加。经历儿童期直至青春期,卵泡数只剩下30万～50万个,这足够女性一生中生育的需要。

30万～50万个卵泡中,只有400～500个卵泡能发育成熟,绝大部分卵泡不能发育成熟而自行退化、消失。女性在生育期内,只有400～500个卵子排出,一般每个月经周期排一个卵子。

卵巢是成对的生殖腺,呈扁椭圆形,左右各一,形状像杏仁,表面呈灰红色。位于小骨盆侧壁及髂内、外动脉所夹的卵巢窝内。成年女性卵巢尺寸和重量见表2-1。

表 2-1　成年女性卵巢尺寸和重量

长	宽	厚	重
3～4 厘米	2～3 厘米	0.8～1 厘米	5～6 克

卵巢大小随年龄增长而有所变化，幼女卵巢很小，表面光滑。在性成熟期，卵巢最大。以后，由于每次排卵使卵巢表面留有瘢痕，凹凸不平。一般在 35—40 岁时，卵巢开始缩小。40—50 岁时，随月经停止，卵巢就会逐渐萎缩。到绝经期后，卵巢缩小到原体积的 1/2。

2. 卵巢保养的重要意义

如果有人问你，女人身上什么器官最重要？你可能马上想到的是"子宫"和"乳房"。虽然这两个器官对女人来说，确实非常重要。但掌控女人容貌、乳房、身材、生殖和健康的却是深藏盆腔深处的小小的卵巢。

卵巢很小。假如一位成年女性体重是 55 千克，一侧卵巢重 5.5 克，两侧卵巢共重 11 克。那么，卵巢重量只占体重的 1/5000。

卵巢虽然体积很小，但对女性身心健康起的作用确实很大。它的"工作任务"不仅仅只是分泌雌激素、孕激素和每月完成排出一个卵子的任务。实际上，它担负的"秘密而重要的使命"远比人们想象的多得多。

小小的卵巢掌控着女性的乳房、皮肤、神经、生殖、免疫等多个组织器官和系统，维持着这些器官和系统的青春和活力。卵巢功能不好或提前衰老，易出现皮肤长斑、长皱纹、松弛，毛发干燥、脱发、失眠、抑郁、便秘、痛经、月经不调、阴道干涩、性生活障碍、不孕、尿频、尿失禁、乳房瘦小、乳房松弛下垂、臀部下坠、提前绝经、小腹凸出等。并且，抵抗力下降，容易患头痛、感冒、心血管系统疾病等。

女性衰老是从内部开始的，很多女性对卵巢功能一无所知，常抱怨自己内分泌不好，却从来不知道，内分泌的根源在卵巢。

国外科学家调查发现，卵巢早衰的女性，更易容颜衰老、皱纹增多、身材臃肿，比同龄人显老 10 岁左右。尽管许多女士很注意卵巢保养，吃了许多药物和营养保健品，但收效甚微。

卵巢保养意义重大，但怎样进行科学、有效的卵巢保养是目前人们十分关心的问题。

3. 科学、简单、有效的卵巢保养方法

多年来，许多女性朋友一直在寻找一种不用任何药物、无副作用，且方法简单、安全、方便、科学、非常有效的纯自然卵巢保养方法。

其实，流传数千年的中国传统中医点穴按摩术和养生功、健身操等传统体育锻炼方法，不但强身健体、防病治病效果好，而且还是最好的卵巢保养方法。这也是中国传统文化流传数千年经久不衰，能够走出国门，走向世界各地的根本原因。

用中医点穴按摩术（包括自我点穴按摩术）、健身操和养生健美功等纯自然方法来保养卵巢，不靠外界的干预，如手术、药物和医疗器具等。全靠自身的力量，通过自我点穴按摩和练习健身操、养生健美功，达到保养卵巢和强身健体、防病治病、身材健美、青春常驻等效果。（详见"保养原理和功效"）。

这就是笔者奉献给广大女性朋友的方法简单、科学、理想、非常有效的纯自然卵巢保养方法，包括卵巢保养自我点穴按摩术、女性健身操、女性养生健美功。

几十年来，笔者通过在全国各地（包括香港地区、澳门地区）和加拿大讲学办班和个别传授，跟笔者学练以上这些方法的成年女性很多，他们当中有影、视、歌、舞明星，电台、电视台节目主持人，记者，编辑，时装模特，航空乘务员，宾馆、饭店服务员，知识分子，学生，工人，农民，军人，干部以及来自20多个国家的外国友人和中国香港、澳门、台湾同胞等人士。她们坚持练习一段时间后，都收到了程度不同的卵巢保养和强身健体、防病治病、美容润肤、增强记忆、催眠健身、胖者减肥、瘦者增重、丰胸健美、青春常驻、精力充沛、性事美满和延年益寿等效果。

相信读者朋友只要按照本书中介绍的方法，认真练习一段时间，也一定会取得同样的理想效果。

有"乳腺增生"的读者朋友，可按本书"乳腺增生自我点穴按摩术"介绍的方法自我点穴按摩，再配合练习"扩胸操"和"吐故纳新功"，也一定能收到良好效果。

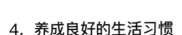

4. 养成良好的生活习惯

女性朋友要想保养好卵巢，青春常驻，除了经常按书中方法自我点穴按摩和坚持练习健身操、养生健美功外，平时还要养成良好的生活习惯。

（1）生活要有规律：日常生活中，一日三餐，定时定量，不要饥一顿，饱一顿。要劳逸结合，吃好，休息好。

（2）注意饮食营养：生活中，注意饮食平衡，不挑食，不偏食，食物要多样化。常吃五谷杂粮和肉、蛋、鱼、奶等有利于卵巢保养的食物。

（3）心情舒畅，精神愉快：生活中，不要为一些生活琐事烦恼不已。遇到不痛快的事，尽量想开些。每天尽量保持心情舒畅，精神愉快。

（4）睡眠要充足：熬夜和失眠是女性美容和健康的大敌，易引起卵巢早衰、皱纹增多和出现眼袋、雀斑、黑眼圈，人也显得很憔悴。所以，除特殊情况外，平时最好不要熬夜，每天不要睡得太晚，要保持充足的睡眠。患失眠症的女性朋友，可按本书介绍的"静坐功""催眠健身功"认真练习。现代科学研究证实，地球磁场对睡眠有直接影响，南北方向睡眠比东西方向睡得香。头北脚南睡眠可最大限度地减少地球磁场的干扰。

睡觉姿势可采用仰卧位或右侧卧位。同时注意两手不要放在胸上，以免影响心肺功能，做噩梦而惊醒。

一年四季的睡眠时间要顺应自然规律，即春天、夏天要"晚睡早起"，秋天要"早睡早起"，冬天要"早睡晚起"。

（5）不吸烟、不喝酒：烟、酒对卵巢保养和身体健康有百害而无一利。香烟中的有害物质多达几百种。特别是香烟中尼古丁含量高，而尼古丁是致癌的物质之一。酒的主要成分是酒精，酒精容易破坏骨细胞，易发生骨质疏松，加快衰老进程。所以，女性朋友最好不吸烟、不喝酒。另外，还要注意：不要吸"二手烟"。当家人、同事和其他人吸烟时，最好离他们远一点。

（6）以补钙食物代替补钙药物：美国医学专家经多年研究证实，常吃补钙药物对肝、肾有损害，如果读者朋友缺钙，可常吃含钙量高的食物，安全有效，而且无任何副作用。

（7）不喝各种瓶装饮料：市场上售卖的瓶装饮料，大部分含有防腐剂和多种添加剂。这种物质对卵巢保养和身体健康并无半点好处。所以，女性朋友平时最好不喝或少喝这类饮料。可常喝白开水、矿泉水、茶水等健康饮品。

5. 注意饮食营养

女性朋友如果平时不注意科学健康的饮食，胡吃海塞，不但不利于卵巢的分泌功能，还会大大影响美容、身材、生育、健康和寿命。

因此，为了保养好卵巢，保养好美丽的容貌、健美的身材，为了身体健康、青春常驻、延年益寿，平时一定要养成科学饮食的良好习惯。

（1）常吃有利于卵巢保养的食物：常吃富含蛋白质的食物，如牛奶、羊奶、鸡蛋、鸭蛋、鹌鹑蛋、牛羊肉、鸡肉、鸭肉、猪肉、鱼、虾、黄豆、核桃、杏仁、芝麻、瓜子等。

常吃富含钙的食物，如虾皮、芝麻酱、猪排骨、牛排骨、羊排骨、黄豆、黑豆、高粱米、牛奶、瓜子、花生、核桃、柑橘、草莓、小白菜、芹菜、茴香、油菜等。

常吃富含叶酸的食物，如牛羊肉、鸡肉、鸡蛋、鸡肝、羊肝、猪肝、黄豆、豆制品、核桃、杏仁、松子、栗子、腰果、大麦、菠菜、胡萝卜、青菜、油菜、西红柿、香蕉、草莓、橘子、樱桃等。

常吃富含维生素 C、维生素 D、维生素 E 的食物。富含维生素 C 的食物有胡萝卜、西红柿、红薯、南瓜、猕猴桃、橘子、苹果等。富含维生素 D 的食物有牛奶、鸡蛋、三文鱼、虾、蘑菇等。富含维生素 E 的食物有黄豆、花生、瓜子、芝麻、杏仁、山药、菜花、菠菜、西红柿、西瓜、草莓等。

常吃富含植物雌激素的食物，如黑米、黄豆、扁豆、鹌鹑蛋、香蕉、木瓜、苹果、石榴、洋葱、茴香等。

常吃富含铁元素的食物，如牛羊肉、牛肝、羊肝、猪肝、猪瘦肉、猪血、菠菜、扁豆、小白菜、油菜、芹菜等。

（2）饮食保养注意事项：女性朋友在食用以上这些有利于卵巢保养的食物时还要注意以下几点。

不偏食。很多女性朋友有偏食习惯，喜欢某种食物就经常吃，不喜欢的就不吃或很少吃。偏食会引起营养不良或营养失衡，影响卵巢保养和身体健康。

少吃零食。有些女性朋友有经常吃糖果、糕点和干果等零食的习惯，这是一种很不好的饮食习惯。偶尔吃几次倒也无妨，若整天嘴不闲着，经常吃，就不好了。即使是有利于卵巢保养的食品，如花生、瓜子、核桃等，也不能无休止地食用。经常吃零食，会导致胃肠得不到应有的休息，时间长了很容易引起食欲缺乏、胃肠功能紊乱，吸收功能减弱，久而久之必然影响卵巢保养和身体健康。

食物要丰富多样。食用多样化的食物，不但可以丰富营养，增进食欲，调节胃口，而且非常有利于卵巢保养和身体健康。女性朋友可参照以上讲的 6 类常吃的食物，适当进行调整，做到科学饮食。

早饭好，午饭饱，晚饭少。现在，许多人经常不吃早饭或简单吃一点方便食品或零食就匆匆去上学或上班；中午在学校或单位食堂凑合吃一顿；晚上回到家，做一桌好饭好菜饱餐一顿，以弥补早饭、午饭的不足。这种饮食习惯是很不科学的，也不利于卵巢保养和身体健康。其实，我们勤劳而聪明的祖先早在古代就总结出"早吃好，午吃饱，晚吃少"的原则了。

现代饮食科学研究也证明了上述吃饭三原则是非常科学的。

• 从晚饭后至次日清晨，人体经过十几个小时的消耗，到了早上，体内急需补充营养。所以，早饭必须吃，而且还要吃好，要吃含有丰富营养的食物。

• 白天不论你是上学还是工作或是在家干家务，脑力、体力消耗都很大，因此，午饭必须吃饱、吃好，以保证身体的营养供给。

• 晚饭要比午饭少吃一些，特别是要少吃不易消化的食物。如果吃得太饱，或吃了太多难消化的食物，会影响消化吸收，妨碍睡眠，不利于卵巢保养和身体健康。

不能把蔬菜、水果当主食。有些女性朋友虽然也懂得饮食对卵巢保养和身体健康很重要，但又怕身体发胖。所以，晚饭常常不吃主食、肉类，只吃一些蔬菜、水果。这样的做法是不科学的。虽然蔬菜、水果营养丰富，含维生素多，但它们是无法替代主食的。

怕胖的人可以常吃粗粮。粗粮与白面、大米等细粮比较起来，更不容易使人发胖。所以，怕发胖的女性朋友，平时的晚饭可常吃粗粮，如小米粥、玉米面粥、高粱米粥、八宝粥、玉米面窝头、玉米面贴饼子等。吃粗粮营养丰富，有利于卵巢保养和身体健康。早饭、午饭可吃一些细粮，因为白天活动量大，大部分能量都消耗掉了，不易长胖。

吃饭时要细嚼慢咽。有些人吃饭总是狼吞虎咽，这是一种不良的饮食习惯。不管食物营养多么丰富，不细嚼慢咽，食物就不易在胃肠内消化吸收，不但浪费食品，而且对胃肠有害，易引发消化系统疾病，从而影响卵巢保养和身体健康。因此，吃饭时，一定要细嚼慢咽，尤其吃肉食和粗粮、豆类等食品时，更要细嚼慢咽。

吃饭时少喝饮料和水。现在，人们生活水平普遍提高了，饮食习惯也大有改变。不少人吃饭时总喜欢喝一些可乐、果汁、汽水、啤酒等饮料。还有的人习惯于一边吃饭，一边喝水，或饭后立即喝水等。吃饭时若大量喝饮料和水，就会冲淡胃中消化液，不利于食物的消化、分解、吸收，必然影响卵巢保养和身体健康。不过，饭前适当喝点汤倒是大有好处的。例如，少量喝些菜汤、鸡汤、鱼汤和排骨汤还是很有益的。

少吃佐料多的食品。佐料多的食品，如鱼类精加工品、肉类加工品和方便食品等。由于在精加工过程中，这类食品中原有的营养素受到不同程度的破坏，而且这类食品大都含有防腐剂。所以，常吃这样的食品，对身体健康和卵巢保养没有好处。当然，不吃或少吃这类食品，对卵巢保养和健康更有益处。

少吃腌腊食品。腌腊食品味道很香，许多女性朋友都喜欢吃。但是，腌腊食品中含盐量较高，而且经过烟熏火烤，食后对胃肠道黏膜刺激性较大，若常吃这类食品，易患胃溃疡、胃癌等消化道疾病和高血压等病。而且，腌腊食品中含有的维生素经烤制已被破坏，常吃这类食品对卵巢保养和健康并无益处。

二、卵巢保养自我点穴按摩术

1. 主要特点

（1）经济方便：本方法既不用花很多钱到医院排队挂号看病，也不用花钱到美容院做所谓的"精油卵巢保养"，更不用花高价买毫无用处的营养保健品。只在家里自我点穴按摩就可以，不但经济实用，而且非常方便。

（2）简单易学：动作非常简单，穴位好找。很容易学，也容易坚持。

（3）无副作用：本方法不需要任何药物、护肤品和任何医疗器具，无任何副作用，也无任何痛苦，非常安全舒适。

（4）防病治病：本方法不但有理想的卵巢保养效果，而且还可防治痛经、月经不调、卵巢早衰、不孕、白带异常、乳房瘦小、乳房松弛下垂、乳腺增生、头晕、失眠、便秘、腹泻、腰腿痛等常见病。

（5）效果显著：如果点穴按摩方法正确、手法得当，取穴正确，像每天刷牙似的养成习惯，每天坚持自我点穴按摩 1～2 遍。过一段时间后，就会收到明显的卵巢保养和防病治病、强身健体、美容润肤、青春常驻、延年益寿等效果。你就会发现，你比那些不进行自我点穴按摩卵巢保养的同龄人显得年轻得多、健康得多、有魅力得多。

因此，可以说"自我点穴按摩术"是一种非常理想的、纯自然的、非常有效的卵巢保养妙方。

2. 保养原理和功效

在本书前文里，已经详细讲了自我点穴按摩的作用和治病原理，主要是：疏通经络，行气活血，平衡阴阳和扶正祛邪。

有"痛经"毛病的女性朋友都有体会，经期那几天，肚子很痛，很难受，影响工作和学习。到医院看病，医生也没有好办法，也没有特效药。吃几天止痛药，可能稍好些。但是，下个月来月经，肚子照样痛。因为没有彻底解决问题，没有打通经络气血。

中医学理论认为，"痛则不通"，意思是，疼痛的部位，必然经络气血不通畅。气为血帅，气行则血行，气滞则血瘀。因此，"痛经"一般多由气血运行不畅而引起。只要疏通经络，气血通畅，就可消除疼痛，"通则不痛"。而点穴按摩就是疏通经络、行气活血的最好办法。

可以肯定地说，用点穴按摩这种中国传统的纯自然疗法治疗痛经，比任何药物疗法都要好。不但见效快，治病彻底，不容易再复发，而且患者感觉非常舒服，无任何痛苦和副作用。

几十年来，笔者用中医点穴按摩术，为国内外无数痛经患者解除了病痛。无数患有"痛经"的读者按照笔者自我点穴按摩治疗痛经的方法治愈了多年不愈的痛经。

同样的道理，读者朋友按本章介绍的方法经常自我点穴按摩，可疏通经络、活血化瘀，使气血通畅，促进血液循环。可增强卵巢功能，调节生殖系统功能，促进卵泡发育，调节性激素分泌，预防和治疗痛经、月经不调、不孕、白带异常、乳房瘦小、乳房松弛下垂、乳腺增生、头晕、失眠、便秘等多种疾病。

老中医教你卵巢保养

经常自我点穴按摩，还可调节阴道分泌，使性生活和谐美满。保持青春容颜，可使皮肤光滑红润、有弹性。胖者减肥、瘦者增重、身材健美。推迟绝经期的到来，缓解更年期症状，延缓衰老，调节内分泌系统平衡，提高机体免疫力，有效预防骨质疏松等，可使女性长久保持年轻美丽。

3. 操作方法

读者取仰卧位，松开腰带，排除杂念，全身放松，按以下方法操作。

（1）双手拿腰：右手放右腰部，左手放左腰部，拇指在上，其余四指在下。运用双手拿法，两手同时用力拿腰36次（图2-2）。

（2）双掌揉腰：两手姿势不变，两手掌同时用力向外揉腰9次，向里揉腰9次，再向外揉9次，再向里揉9次，共揉36次（图2-3）。

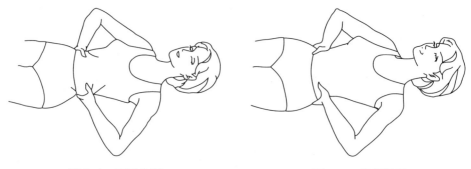

图 2-2　双手拿腰　　　　　　　　　　图 2-3　双掌揉腰

（3）点按气海穴：右手拇指按在气海穴上，按压约9秒。然后，保持按压力度不变，接着用力按顺时针方向揉9次，逆时针方向揉9次，再顺时针揉9次，再逆时针揉9次，共揉36次（图2-4）。以下所有穴位都用此方法。

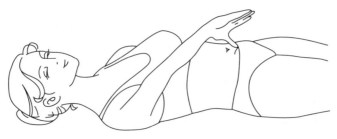

图 2-4　点按气海穴

（4）点按关元穴：方法同点按气海穴（图2-5）。

（5）点按中极穴：方法同点按气海穴（参见图 1-16）。

（6）点按曲骨穴：方法同点按气海穴（图 2-6）。

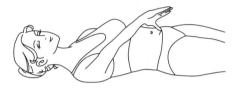 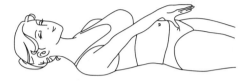

　　　图 2-5　点按关元穴　　　　　　　　　　图 2-6　点按曲骨穴

（7）点按天枢穴：两手拇指分别按在左、右天枢穴上，方法同点按气海穴（图 2-7）。

（8）点按水道穴：方法同点按天枢穴（图 2-8）。

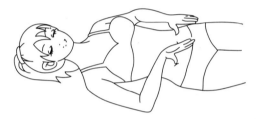 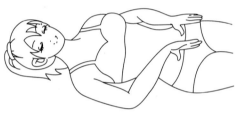

　　　图 2-7　点按天枢穴　　　　　　　　　　图 2-8　点按水道穴

（9）叠掌揉腹：右手放腹部，手心紧贴气海穴处，左手放在右手背上，两手叠掌，同时用力，按顺时针方向揉腹 9 圈，逆时针方向揉腹 9 圈，再顺时针揉 9 圈，再逆时针揉 9 圈，共揉 36 圈（图 2-9）。

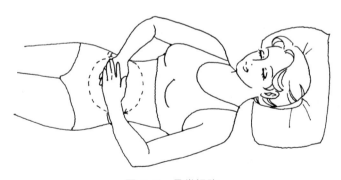

图 2-9　叠掌揉腹

友情提示：

• 如果读者朋友这几天便秘，或二三天解一次，不痛快，可一直按顺时针方向揉 49 次，不要逆时针揉。

• 如果这几天慢性腹泻、便不成形，或虽成形，但一天内解二三次，可一直按逆时针方向揉 36 次，不要顺时针揉。

• 病好后，还按原来的方法操作。

（10）叠掌推腹：做完揉腹动作后，将两手移至上腹部，仍保持右手在下，左手在上。两手叠掌同时用力从上腹部推至下腹部为 1 次，共推腹 18 次（图 2-10）。

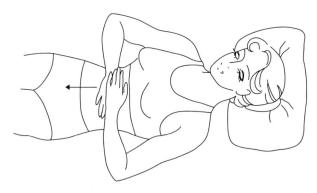

图 2-10　叠掌推腹

以下穴位按摩请读者取坐位，按下述方法操作。

（11）点按箕门穴：右手拇指按在右腿箕门穴上，方法同点按气海穴（图 2-11）。

（12）点按血海穴：右手拇指按在右腿血海穴上，方法同点按气海穴（图 2-12）。

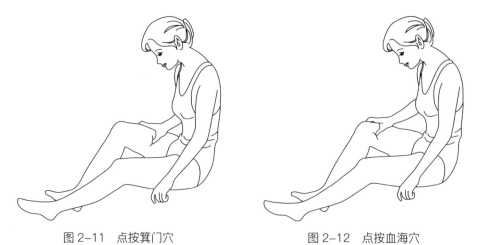

图 2-11　点按箕门穴　　　　　　　图 2-12　点按血海穴

（13）点按阴陵泉穴：方法同上（图 2-13）。

（14）点按三阴交穴：左手拇指按在右腿三阴交穴上，方法同上（图 2-14）。

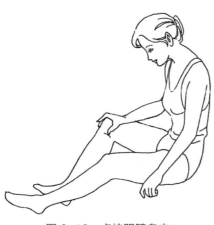

图 2-13　点按阴陵泉穴

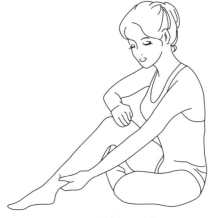

图 2-14　点按三阴交穴

（15）双手拿腿：一手在右腿外侧，另一手在右腿内侧，两手同时用力将腿部肌肉拿起，再松开。以此方法，从大腿拿至脚腕为 1 遍，共拿 9 遍（图 2-15）。

（16）双掌拍腿：两手五指均并拢，一掌在右腿外侧，另一掌在里侧，两掌同时用力拍击，从大腿拍至脚腕为 1 遍，共拍 9 遍（图 2-16）。

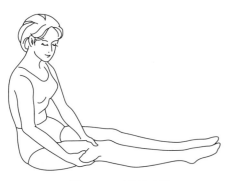

图 2-15　双手拿腿

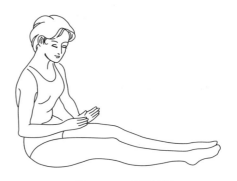

图 2-16　双掌拍腿

（17）双掌揉腿：两手掌同时用力，从右大腿揉至右脚腕为 1 遍,共揉 9 遍（图 2-17）。

做完以上动作以后，以（11）—（17）相同方法做左侧。

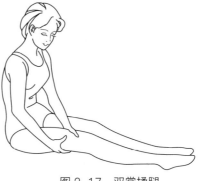

图 2-17　双掌揉腿

4. 注意事项

每次自我点穴按摩前,都要把手洗干净。而且,平时要勤修指甲,不要留太长,以免点穴按摩时擦伤皮肤。

刚学习卵巢保养自我点穴按摩术时,因为动作不熟练,穴位找不准,可以睁着眼睛找穴位和按摩。动作熟练后,第(1)—(10)动作可以闭着眼睛做。全部17个动作做完之后,闭眼休息几分钟,再睁开眼睛,这样效果会更好。

文中讲的"按压约9秒"是大概时间,不用边按穴位,边看表计时。

切忌过度用力或用不正确的方向和手法点穴按摩。尤其按揉腹部上的穴位时,千万不要动作太大,也就是在腹部穴位上揉动时,揉动的幅度不要太大,以防腹部皮肤疲劳,产生皱纹。

刚吃完饭,喝酒后,过度饥饿时或暴怒后,均不要自我点穴按摩治疗。

在经期和孕期不要在腰腹部自我点穴按摩。其他部位可以轻轻按摩,而且手法一定要轻柔和缓。

自我点穴按摩前要宽衣解带,呼吸自然,避免精神紧张。自我点穴按摩时,思想要集中,不要边和旁人说话或边看电视边按摩。注意力集中在点按的穴位或按摩的部位上。同时还要注意被治疗的部位肌肉要放松,不要有紧张感。

自我点穴按摩时,手法要由轻到重,由缓到急,循序渐进。

用力大小要适当。用力太小,达不到卵巢保养和治病效果。用力太大、过猛,又会使被治疗的部位疼痛,甚至有青紫的瘀斑。因此,读者在自我点穴按摩时,一定要注意手法正确,用力大小合适。

刚开始照书按摩时,由于动作不太熟练,可能时间较长一些。没关系,连续按摩几天后,就比较熟练了。按摩时动作要连贯、紧凑、利索,一般完整地做1遍,只需15分钟左右。

本方法共计17个按摩动作,其中点按穴位10个。这些穴位不但有很好的卵巢保养作用,还能防治许多种常见病。而且,还有催眠健身等效果。因此,建议读者朋友,除白天抽空做一遍外,也可以每天晚上睡前,躺在床上,完完整整地再做一遍。做完后,直接入睡。

虽然表面上少睡了15分钟,可按摩后能够很快入睡,睡得香,少做梦,睡眠质量会大大提高。并且,还能解除疲劳、恢复体力和精力、防病治病、强身健体、延年益寿等。等于做了一遍很好的全身自我保健按摩。因此，还是很有利的。

如果工作或学习忙了一天，晚上又干了许多家务活或照顾自己的小孩，很累，实在没有时间和精力全部都做一遍，也可以只做第（1）—（10）动作。总之，不要刻板地拘泥于书本，可灵活运用。

熟练掌握本方法后，如果读者朋友想提高自己的点穴按摩技能或学习为他人中医点穴按摩治病、美容、明目、减肥、丰胸、丰臀、增重、增高、催眠、保健等方法，可参看笔者中医点穴按摩专著《中医点穴按摩八大绝技》或《中医点穴按摩九大绝技》。

5. 卵巢保养点穴按摩实例

许某，19 岁，未婚，北京某大学学生。患痛经多年，经期下腹部阵阵作痛，头痛、头晕，浑身无力，影响学习。多方治疗，不见好转。在学校图书馆看到笔者的书《中医点穴按摩九大绝技》后，特来求治。笔者用中医点穴按摩治疗痛经的方法为其治疗一个疗程（每疗程 6 次），期间，教会她以上卵巢保养自我点穴按摩方法，嘱其坚持每天晚上自我按摩一遍，痊愈。至今已半年多，未再发病。

王某，20 岁，未婚，北京某大学学生。闭经 8 个月，在北京某大医院治疗多日，未见效果，很是着急。而且，精神不振，浑身无力，失眠多梦，面无血色。经同学介绍，抱着"病急乱投医""试试看"的心态来求治。笔者用中医点穴按摩治疗闭经的方法，为其治疗 3 次（原打算治疗 2 ～ 3 个疗程），王某就来了月经。她高兴异常，一再向笔者鞠躬表示感谢。笔者教会她以上方法和本书中介绍的"涮腰操""床上抬腿操""太极推掌功"和"催眠健身功"等方法，嘱其坚持每天抽空练习，巩固疗效，增强体质。至今已 5 年多，由于王某坚持练习，月经一直很正常。而且，身体健美，精力充沛，面部皮肤光滑红润，睡眠良好。每年春节都给笔者打电话或发手机短信，表示感谢和拜年。

山口某，31 岁，已婚，日本人。在北京办事期间，经中国朋友介绍慕名来求治。自诉多年月经不调，经常推迟十天半个月，并且结婚 6 年多仍未怀孕，医院诊断为"卵巢早衰"。在日本多方治疗，毫无效果，特来求助于神奇的中医点穴按摩术。笔者用中医点穴按摩法治疗月经不调和卵巢保养的方法为其综合治疗 2 次。半年后，她托中国朋友转告笔者，上次治疗后，病已痊愈。更可喜的是，目前，已怀孕几个月了，特来电话表示感谢，称赞中医点穴按摩术真是"中国一绝"。

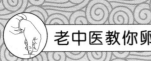

侯某，36岁，已婚，北京人，已生一女。经人介绍，特来求治月经不调。自诉患病1年多，每月来月经2次，每次经期八九天，并有头晕、腰酸、腰痛和浑身无力等症状。多方治疗未见好转。笔者用中医点穴按摩法治疗月经不调和卵巢保养的方法，连续为其综合治疗15次。期间，教会她以上方法和本书介绍的几节健身操、养生健美功，嘱其坚持每天抽空练习，最终痊愈。并且，体质也显著增强，浑身有劲儿，面部皮肤光滑红润，精神状态比以前好多了。

张某，42岁，已婚，已生一子，浙江人。陪16岁的儿子专程来北京找笔者进行增高治疗期间，求治月经不调。自诉，过去月经一直很正常，但近几年来，每二三个月才来一次月经，并且经血很少。失眠多梦，每天总感觉浑身无力，什么事也不想干，面部皮肤不光滑，气色不好，当地医院诊断为"卵巢早衰"。吃了不少药和营养保健品，还到当地一家美容院，做了几十次的"精油卵巢保养按摩"，不见好转。笔者为其治疗6天，每天上、下午各治疗1次，共治疗12次。期间，教会她以上方法和本书介绍的几节健身操、养生健美功，嘱其坚持每天抽空练习。数月后，打来电话告知："我坚持练习杨老师您教我的方法，现在我能吃能睡，精力充沛，浑身有劲儿，月经也正常了，面部皮肤光滑红润，皱纹也明显减少了，周围的人都说我年轻了好几岁，谢谢杨老师……"

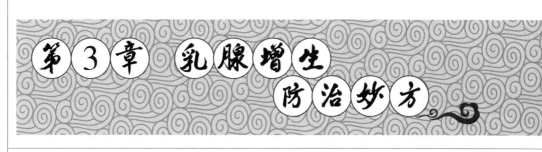

第3章 乳腺增生
防治妙方

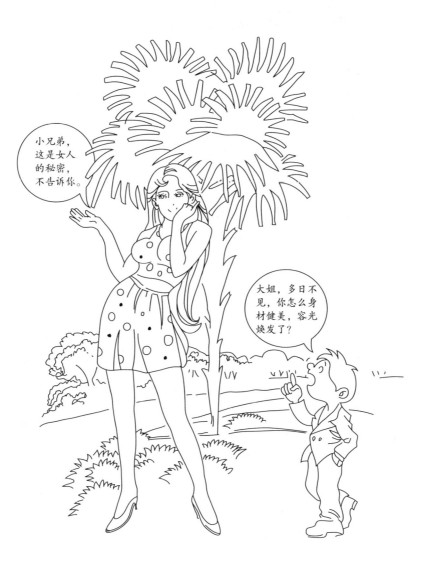

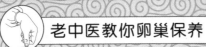

乳腺增生是最常见的乳房疾病，发病年龄多在 25—45 岁。主要症状是乳房疼痛和乳房肿块。中医学将本病归入"乳癖"和"乳中结核"等范畴。

乳腺增生是一种既非炎症，又非肿瘤的增生性病变。医生所说的乳痛症、乳腺结构不良、乳腺良性囊性病、囊性乳腺增生症、乳腺囊性病、乳腺小叶增生症、乳腺增生病、乳腺腺病、乳腺囊肿病等均属该病的范畴。

一、乳腺增生概述

1．病因

本病发病原因至今尚不完全清楚。多数学者认为，本病发病的主要原因是内分泌失调。

也有一些学者认为，本病主要由于分泌物淤积所造成。还有一些学者认为，本病的发生主要与精神因素、遗传因素、饮食营养因素及流产有关。

中医学理论认为，本病主要由于情志内伤，肝郁痰凝，积聚乳房胃络所致；思虑伤脾，郁怒伤肝，以致冲任不调，气滞痰凝而成。

2．症状

乳房内可触及肿块，大小不定，从豆粒到鹅卵大小不等，圆形或长条形，或串珠形。肿块可于月经前期增大、变硬，月经后，肿块稍缩小、变软一些。

乳房疼痛是本病的主要症状，一般以胀痛为主，也有刺痛或牵拉痛。多数患者在月经前疼痛加剧，月经后，逐渐减轻，随月经周期反复发作。

有些患者疼痛随情绪波动而变化，痛甚者不能触碰，影响工作和生活。

个别患者挤压乳头可有多孔溢出浆液样或乳汁样或清水样的液体，乳头痛或痒，月经失调和不孕等。

二、乳腺增生自我点穴按摩术

1. 操作方法（共 8 个动作）

（1）点按膻中穴：右手拇指按在膻中穴上，按压约 36 秒，然后，保持按压力度不变，接着按顺时针方向揉 9 次，逆时针方向揉 9 次，再顺时针揉 9 次，再逆时针揉 9 次，共揉 36 次（图 3-1）。以下所有穴位都用此方法。

（2）点按中府穴：右手拇指按在左胸中府穴上，方法同上 (图 3-2)。

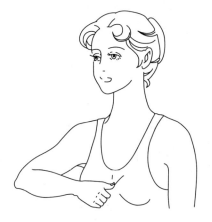
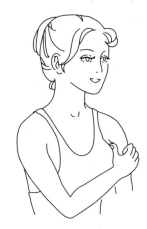

图 3-1　点按膻中穴　　　　　　　　　　图 3-2　点按中府穴

（3）点按云门穴：方法同上（图 3-3）。

（4）点按肩井穴：右手拇指按在左肩井穴上，方法同上（图 3-4）。

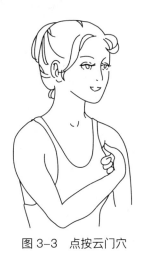
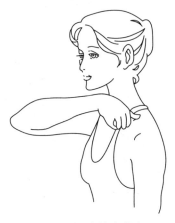

图 3-3　点按云门穴　　　　　　　　　　图 3-4　点按肩井穴

（5）点按尺泽穴：左臂略弯，右手拇指按在左肘部尺泽穴上，方法同上（图3-5）。

（6）点按内关穴：左手放在左腿上，手心朝上，右手拇指按在左内关穴上，方法同上（图3-6）。

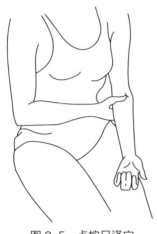 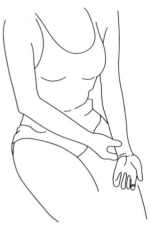

图3-5　点按尺泽穴　　　　　　　　　图3-6　点按内关穴

做完图3-6的动作后，用同样的方法，点按右侧中府穴、云门穴、肩井穴、尺泽穴、内关穴。

（7）点按血海穴：右手拇指按在右腿血海穴上，方法同上（图3-7）。

（8）点按三阴交穴：左手拇指按在右腿三阴交穴上，方法同上（图3-8）。

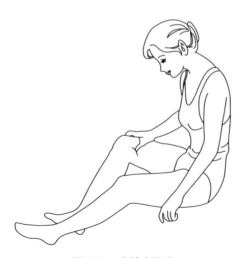 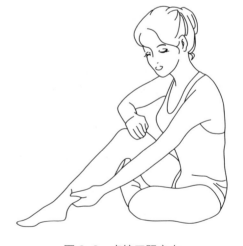

图3-7　点按血海穴　　　　　　　　　图3-8　点按三阴交穴

做完（7）、（8）动作后，用同样方法，点按左侧血海穴、三阴交穴。

2. 注意事项

平时经常自我检查乳房，如发现乳房肿块或乳痛、乳头溢液，应及时到正规医院就医。确诊后，再按以上方法自我点穴按摩或遵医嘱。

本病常与精神状态、情绪有密切关系，平时要性格开朗，避免生气、情绪抑郁。

生活要有规律，劳逸结合，不要劳累过度。

多食用新鲜蔬菜、水果，少食油腻、甜食，戒烟酒，不吸毒。

乳房和乳头要保持清洁，避免外伤。

按以上方法自我治疗的同时，最好练习本书介绍的"扩胸操"和"吐故纳新功"。可使病好得更快、更彻底一些，又有丰胸健美、增强体质的效果，一举两得。

患有乳房恶性肿瘤者，不能用以上方法自我治疗。

3. 病例

秦某，28 岁，已婚，北京某公司会计。患乳腺增生半年多，在北京某大医院治疗多日，效果不明显。在笔者这里进行腹部减肥期间，求治乳腺增生病。笔者按中医点穴按摩腹部减肥方法和以上方法，为其综合治疗 2 个疗程（每疗程 6 次）。治疗期间，教会她自我点穴按摩腹部减肥方法和以上点穴按摩术以及"扩胸操"等方法，嘱其每天抽空自练，配合治疗。半个多月后，不但达到了腹部减肥目的，而且，所患乳腺增生病也痊愈了。

郭某，37 岁，已婚，北京某研究所工程师。患乳腺增生 1 年多，药物治疗效果不明显。经人介绍，特来求治。笔者为其治疗 1 个疗程。期间，教会她以上点穴按摩术和"扩胸操""吐故纳新功"等方法，嘱其每天抽空自练。1 个月后，打来电话，告知病已痊愈，表示感谢。

李某，42 岁，澳大利亚华侨。陪女儿专程来北京找笔者进行增高治疗期间，求治乳腺增生。自诉，患病多年，多方求医，不见好转，特尝试神奇的中医点穴按摩。由于她们母女俩只在北京待 6 天，时间仓促，故笔者每天为其治疗 3 次（上午、下午、晚上各 1 次），共治疗 16 次。期间，教会她以上点穴按摩术和本书介绍的"扩胸操""吐故纳新功""太极推掌功"和"静坐功"等方法，嘱其回国后，一定要坚持每天抽空练习。2 个多月后，李某打来电话说："我不但病完全好了，而且，由于坚持每天练功，现在能吃、能睡，身体特别健康，精力充沛，面色也特别好，好像自己年轻了 10 岁。杨先生的祖传中医点穴按摩绝技，真是中国一绝。我一定坚持练功一辈子。"

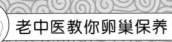

4. 读者来信

(1) 案例一

杨老师：

您好，我是您安徽的读者王某。也可以这么说，我们全家人都是您最忠实的读者。前两年，我老公在书店买到您的书《图解常见病自我点穴疗法》，如获至宝。他每天一有空，就抱着书看，并按书中方法自我点穴按摩，竟奇迹般地治好了他的男科病。

我父亲有高血压病，常年吃降压药。他见我老公照书练习，治病效果好，也照书中介绍的治疗高血压病的方法，每天自我点穴按摩。有时一遍，有时二三遍。短短十几天，血压就正常了，降压药从此也不吃了。

我母亲患便秘多年了，严重时，只好吃泻药。她见他俩治病效果都这么好，也来了兴致。每晚睡觉前，照书中介绍的治疗便秘的方法，自我点穴按摩一遍。有时，我也帮忙，为母亲按摩一下。不到一星期，我母亲就大便很正常了。

今年春节过后，我总感觉乳房胀痛，沉甸甸的不舒服。到医院检查，医生说我患了乳腺增生病。中药、西药吃了一大堆，不见好转。正当我着急之时，幸亏我母亲提醒我，《图解常见病自我点穴疗法》这本书中，就有治疗乳腺增生的方法。我一看，真是喜出望外。有了我父母亲和老公他们三人的榜样，我信心百倍，坚信点穴按摩法一定能治好我的病。

我按书中介绍的治疗乳腺增生的方法，基本上，每天晚上自我点穴按摩一遍。休息日就多做二三遍。至今快2个月了，完全治好了我的病，真不知怎样感谢您这位大作者、大专家。

杨老师，我这次向您写信，一来向您汇报一下，我们全家人照您的书按摩治病的情况和向您表达一下感激之情。二来有件事麻烦您。我周围的人也对您的书非常感兴趣，可我们跑遍了我市几家大书店，都说早就卖光了。您是图书作者，一定有办法能帮忙买到。我们需要《图解常见病自我点穴疗法》4本，《这样增高最有效》《这样减肥最有效》《这样丰胸最有效》《这样催眠最有效》《这样美容最有效》各2本。

麻烦杨老师百忙之中，抽空发短信或发电子邮件给我，详告怎样邮购这些书。

我的手机和电子邮箱是（略）。

我知道您平时很忙，麻烦您了，谢谢您 。

祝杨老师健康长寿，万事如意！

安徽读者 王某

2015 年 11 月 8 日

(2) 案例二

尊敬的杨老师：

您好，我是您多年的忠实读者。年轻时，在书店买过您的 2 本书《气功点穴按摩术》和《美容减肥增高术》。我照书中的方法减了肥，至今十几年，基本上每天按书中美容方法做一遍。美容效果特别好，我今年虽然 40 多岁了，但是脸上皱纹很少，红光满面。同事们都夸我比同龄人年轻很多。

去年秋天，我逛书店时，偶然发现您的大作《中医点穴按摩九大绝技》，顿时眼前一亮，立刻买了回来。仔细翻看，书中竟然还有治我所患疾病的方法，更让我喜出望外。

我患乳腺增生 1 年多，四处求医，药吃了不少，就是不见好转。过去，我照您的书做，收到了很好的美容、减肥效果。我坚信，这次按您的书做，也一定能治好我的病。

我每天按您书中介绍的中医点穴按摩治疗乳腺增生的方法做一遍，有时做两遍。我老公手劲比我大，有时候他也帮我按摩一下。真没想到，短短不到 2 个月的时间，就治好了我的病。

现在，我越来越喜欢上了"中医点穴按摩绝技"。家里人或同事，谁有头痛、感冒，腰痛、腿痛，便秘、腹泻，我就按书中方法给他们按摩一下，他们都说效果很好。

杨老师，我打算有机会或将来退休以后，到北京拜您为师，好好跟您学习"中医点穴按摩九大绝技"，回来开个按摩诊所，为群众治病。您一定要收下我做您的正式徒弟。这次写信，一来向您表示感谢，谢谢您又为我们广大读者写了一本非常实用、疗效显著的好书。二来向您请教几个问题（略）。

祝您春节快乐，猴年大吉，健康长寿！

您忠实的读者陈某（广东读者）

2016 年 2 月 1 日

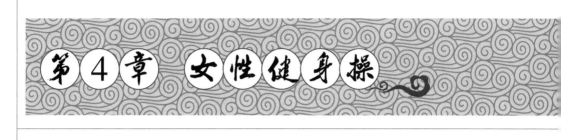

第4章 女性健身操

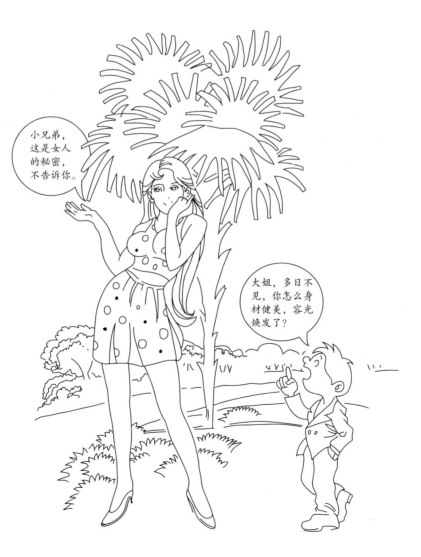

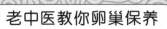

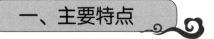
一、主要特点

本章介绍的 6 节健身操，特别适合成年女性朋友练习，非常简单易学，每节健身操只有一或两个动作。读者都能够照书自学自练。练习时，也不需要什么场地和器械，每天抽空只在自己的家里练习就可以。练习时，最好穿平底鞋或拖鞋，不要穿高跟鞋。

女性健身操对呼吸方法没有特别要求，习惯用什么呼吸方法，就用什么方法。练习时鼻呼鼻吸，口微闭。

虽然仅有 6 节操，但针对女性身体颈、胸、腰腹、臀腿、肩背和上肢等主要部位都练到了。只要认真坚持练习一段时间，肯定能达到美颈、丰胸、美肩、美臀、瘦腰翘臀、美腿和强身健体等效果，会有一个前凸后翘、性感迷人、魅力四射的健美好身材。

书中对每节操都详细介绍了其特点和"练习作用"。读者朋友可根据自己的身体情况和兴趣爱好，选择适合自己练习的一节或几节操，坚持练习一段时间，就会收到你所期望的效果。

经常练习本方法，不但具有显著的强身健体、增强抵抗力、防病治病和身材健美等作用，还有明显的卵巢保养等功效。可提高机体免疫力，调节内分泌系统平衡，延缓衰老，预防卵巢早衰，推迟绝经期到来，有效预防骨质疏松等，可使女性长久保持年轻美丽。

二、练习方法

1. 转颈操

◇预备姿势

两脚平行站立,两脚距离与肩同宽。身体站直,双手叉腰,目视正前方(图 4-1)。

也可以坐在沙发或椅子上，腰背挺直，或背部靠在沙发背或椅背上。两手叉腰或分放在大腿上，目视正前方（图 4-2）。

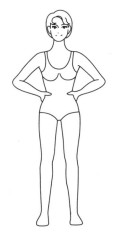

图 4-1　转颈预备姿势

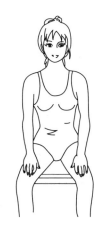

图 4-2　坐式转颈预备姿势

◇练习方法

　　将目光慢慢收回来，慢慢闭上眼睛。将头慢慢向右转动（图 4-3），向下转动，低头（图 4-4），向左转动（图 4-5），向后转动，仰头（图 4-6），再接着向右转动（图 4-3）。这样慢慢转头 1 圈为 1 次。

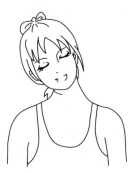

图 4-3　向右转头

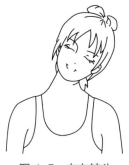

图 4-4　低头

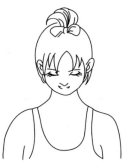

图 4-5　向左转头

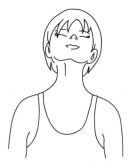

图 4-6　仰头

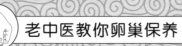

◇练习次数

练习时，向右转头 9 次，向左转头 9 次，再向右转头 9 次，再向左转头 9 次，共转头 36 次。读者可根据自身情况调整练习次数，次数可多可少。

◇动作要求

（1）不论站着练习，还是坐着练习，只是转动颈部（或称转头），肩和上半身不要跟着转动或晃动。

（2）动作要连贯，中间不要停顿，也不要忽快忽慢。

（3）身体健康者，最好站着练习，可以转得较快一些。年老体弱者和患有高血压、低血压、低血糖、贫血的读者，可以坐在沙发或椅子上练习，转颈的动作，速度可以慢一些。

（4）有条件也可以这样练习：白天抽空在室外，如公园、花园等有花草树木，空气新鲜的地方，站着练习。晚上在家看电视时，边"听"电视，边坐在沙发上闭着眼练习等。

◇练习作用

常练习本方法，可改善颈部、头面部神经系统和血液循环系统功能，增强颈部和头面部的供血能力。改善颈部和面部皮肤营养，提高皮肤的供氧率，从而使颈部和面部皮肤恢复原有的弹性。还能有效地锻炼颈部肌肉和关节，增强颈部肌肉力量。

因此，颈部还没有皱纹（脖颈纹）的读者朋友经常练习本方法，可防止脖颈纹过早出现。已经有脖颈纹的读者经常练习，可消除或减少脖颈纹。

脖颈本来修长的读者经常练习本方法，可增强颈部肌肉弹性，使脖颈更健美。

脖颈较粗或有双下巴的读者经常练习本方法，每天可多练几遍，具有显著的减肥作用。可消除颈部和下巴上多余的脂肪，使脖颈显得细长，双下巴消失，脖颈美观漂亮，下巴变尖。

另外，常练习本方法，可防治颈椎病、落枕、头痛、偏头痛、失眠、健忘、神经衰弱和脑供血不足等常见病。

2. 扩胸操

◇预备姿势

首先，左脚向前跨一大步成左弓步，左脚尖稍稍向里扣，左腿屈膝半蹲，大腿尽量与地面平行，小腿与地面垂直。然后，右腿挺膝伸直，右脚尖也稍稍向里扣（斜向前方）。两脚全脚掌着地，上身正对前方，两眼平视前方。两手握拳，分别放于左右两侧（图4-7）。

要求：前腿弓，后腿绷，挺胸，塌腰，沉髋，前脚尖与后脚跟成一条直线。

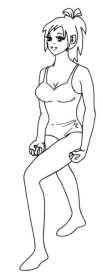

图 4-7 扩胸操预备姿势

◇练习方法

（1）两臂同时向上抬起，两臂伸直，两拳心朝下，两拳距离与肩同宽，两臂与地面平行（图4-8）。

（2）在上一步动作的基础上，两臂同时用力屈曲向后扩胸，两肘尽力向后，两拳心朝下。两拳两肘的高度略低于肩，略高于乳房（图4-9）。

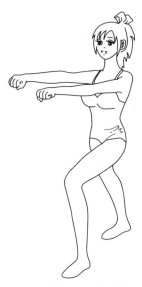

图 4-8 扩胸操分解动作 1

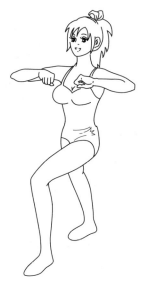

图 4-9 扩胸操分解动作 2

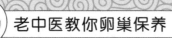

（3）在上一步动作的基础上，两臂再同时向前伸直，并与地面平行，两拳心相对，两拳距离与肩同宽（图4-10）。

（4）在上一步动作的基础上，两臂同时向两侧用力扩胸，做动作时，两臂必须伸直，不能弯曲。两臂成一条直线，并与地面平行，两拳心朝前（图4-11）。

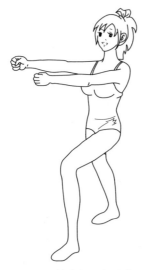
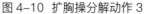

图 4-10 扩胸操分解动作 3

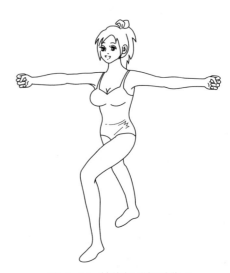

图 4-11 扩胸操分解动作 4

连续做完以上4个分解动作后，才算完整地做了1次。然后，动作不停，再按（1）—（4）分解动作要求，重复做第2次、第3次等。

连续做若干次后，不要站起来，两脚不要移动，原地向后转，成右弓步，再接着按以上4个分解动作要求，练习若干次，这才算练习一遍。

（5）实际上，本方法只有2个动作。练习中，可以有节奏地默数"一、二、一、二、一、二……"。"一"动作，见图4-9；"二"动作，见图4-11。

◇练习次数

每天练习两遍或多遍，两遍之间可休息1～2分钟，每遍左、右弓步扩胸各练习20～100次。因每个人体质差异很大，可根据自身情况灵活掌握练习次数。

◇动作要求

（1）练习时，两脚站稳，全脚掌着地，不能移动。前腿弓，后腿绷，挺胸，塌腰，沉髋。始终目视前方，紧握双拳。

（2）动作要用力，而且要连贯，中间不要停顿。

◇练习作用

（1）练习扩胸操具有显著的丰胸健美作用。一般认真练习二三个月，可使胸围增大 2 ～ 5 厘米。扩胸健美操与其他丰胸方法不同的是，不但可使乳房增大，更重要的是通过锻炼胸大肌，可使支撑乳房的胸部肌肉更加发达，使乳房更加丰挺、圆润和富有弹性。

（2）本方法具有双向调节作用。乳房过小或平胸的女性朋友经常练习本方法，可使乳房变大、丰满挺拔。乳房过于肥大的女性朋友，经常练习本方法，可使"乳房减肥"，消耗掉多余的脂肪，使乳房逐渐由大变小一些，达到缩胸健美的目的。

（3）乳房松弛下垂的女性朋友经常练习本方法，由于锻炼了胸部肌肉，可使乳房上提，使乳房更加丰满、圆润、挺拔、有弹性，重塑女性的魅力，并恢复自信心。

（4）经常练习本方法，不但丰胸健美的效果良好，而且，与其他健身操一样，具有显著的强身健体、增强身体免疫力和防治疾病等作用，可防治各种肺病、心脏病、胸闷气短、气管炎、哮喘、乳腺增生等常见病。

几十年来，笔者教会了很多人练习本方法，她们普遍反映，经常练习本方法，常有一种心胸开阔、心情舒畅的美好感觉。这是因为，经常练习本方法，打通了从胸到手、从手到头的 6 条重要经络。它们是手三阴经——手太阴肺经、手厥阴心包经、手少阴心经；手三阳经——手阳明大肠经、手少阳三焦经、手太阳小肠经。因而大大改善了心肺和大脑功能，改善了大脑供氧、供血状况。

所以，本方法虽然非常简单，只有 2 个动作。但的的确确是一种很好的丰胸健美、强身健体和防病治病的理想方法。

因此，读者朋友，如果你想有一个好身材、好身体、好心情，那就每天在家抽空练几分钟扩胸操吧。

3. 涮腰操

◇预备姿势

两脚平行站立，两脚距离约两肩宽。两手自然下垂放于两腿外侧，目视正前方。

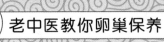

◇练习方法

以髋关节为轴,上身前俯,两臂随之向左前下方伸出。然后向前、向右、向后、向左翻转绕环（图4-12）。

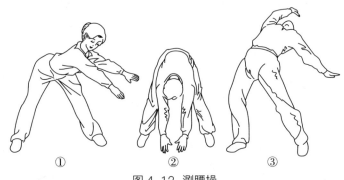

① ② ③

图4-12 涮腰操

◇练习次数

每天可练习2遍或多遍,两遍之间可休息2分钟左右。每遍练习时,可左涮腰6～9次,右涮腰6～9次,再左涮腰6～9次,再右涮腰6～9次。读者可根据自身情况灵活掌握。

◇动作要求

（1）练习时,尽量增大绕环幅度,前弯腰时,手指尽量距地面近一些。后弯腰时,头尽量后仰,眼往后看。

（2）体质较好者练习时,动作可稍快一些,可多练几次。体质较差,尤其患有高血压、低血压、头晕等疾病的人练习时,动作一定要慢一些,不要快,以免头晕,不慎摔倒。

◇练习作用

本方法是中国传统武术基本功"腰功"练习方法之一,旧称"涮腰功"。经常练习,可使身体灵活,动作敏捷。

中国传统武术非常重视腰功的练习,在武术"手、眼、身、法、步"几要素中,腰是较集中地反映身法技巧的关键。所以,武术家常说:"练拳不活腰,终究艺不高。"

经常练习本方法可调节肝肾功能、肠胃功能和生殖系统功能,具有强肾、壮腰、疏肝理气、增强食欲和卵巢保养等功效。

经常练习本方法，体质也会显著增强，气色好，体形也会更健美。

经常练习本方法，还可防治腰腿痛、神经衰弱、肠胃病、便秘、腹泻、肝病、肾病、妇科病等常见病。

另外，本方法还有显著的减肥作用。尤其腰粗、腹大之人常练本方法，可使腰围、腹围明显减小，使腰身柔软、健美。

多年来，许多影视歌舞演员、电视台节目主持人、时装模特、航空乘务员、宾馆服务员等人都跟笔者学练过本方法，她们坚持练习一段时间，都达到了理想的增强体质、美体瘦腰、防病治病和卵巢保养等效果。

其中一位 30 多岁的女士，腰粗、腹大，夏天不好意思穿裙子。跟笔者学练本方法 2 个多月，腰围减少了 10 厘米，腹围减少了 8 厘米，完全达到了理想的健美体型（图 4-13）。

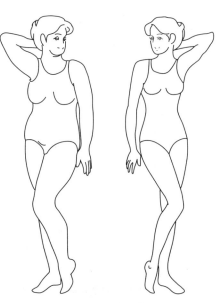

图 4-13　练习作用

4. 蹲起操

◇预备姿势

两脚平行站立，两脚距离与肩同宽，两腿站直。两手自然下垂放于身体两侧。挺胸，直背，目视正前方（图 4-14）。

◇练习方法

（1）蹲下，两手分别放于膝关节上缘处（图 4-15）。

（2）用力站起，站起时，两手同时用力往下推腿（图 4-16）。

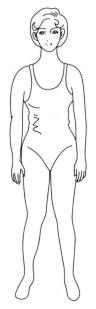

图 4-14　蹲起操预备姿势

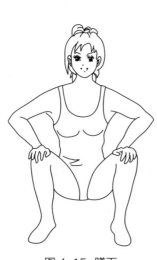

图 4-15 蹲下

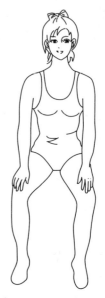

图 4-16 站起

◇动作要求

（1）练习时，两脚站稳，全脚掌着地，不能移动。蹲下、站起，再蹲下、再站起，如此反复练习。始终目视正前方。

（2）动作要用力，而且要连贯。

◇练习次数

蹲下、站起为 1 次，每遍练习 18～36 次。每天可练习 2 遍或多遍。因每个人体质差异很大，可根据自身情况灵活掌握练习次数和遍数。练习时，年轻和身体较好者，速度可稍快一些；年岁大和体质差的人，速度可稍慢一些。

◇练习作用

（1）本方法可改善脑神经系统和脑供血状况，还有强筋骨、壮腰肾、增强体质等作用。因此，经常练习本方法，可防治失眠、健忘、神经衰弱、高血压、腰腿痛等常见病。

（2）练习本方法时，由于蹲下、站起，有挤压按摩内脏器官的作用，这要比用手按摩腹部效果好得多。尤其对肠胃、肝脏、子宫、卵巢和膀胱等内脏器官好处很多，大大改善了这些内脏器官的功能。因此，经常练习本方法，还可防治各种肠胃病、肝病、便秘、腹泻、痛经、月经不调、不孕、卵巢早衰、尿失禁、遗尿等常见病。

（3）经常练习本方法，还有很好的锻炼臀腿、美臀、美腿、身材健美等作用。并有很好的双向调节作用：臀腿不丰满的女性朋友经常练习本方法，可丰臀、翘臀，丰腿、美腿。使臀部翘起，体现女性特有的"前凸后翘"的曲线美。臀大、腿粗的女性朋友，经常练习本方法，可使"臀腿减肥"，消耗掉臀腿上多余的脂肪，使臀逐渐由大变小一些，使腿由粗变细一些。达到减臀、减腿，健美身材的目的。

（4）臀部肌肉松弛、下坠的女性朋友，经常练习本方法，可有效地锻炼臀部肌肉。有显著的提臀、翘臀、身材健美等作用。

5. 床上俯卧撑

大家知道，在地上做俯卧撑，强身健体效果特别好。女性朋友经常练习，可丰胸健美。男性朋友经常练习，可使胸肌发达，肩宽体壮。

一般来说，大多数男性臂力比女性大得多，在地上做俯卧撑，可做几十次，甚至更多。而大多数女性臂力较小，在地上做俯卧撑非常吃力。臂力大点的也做不了几次，臂力小的一次也做不了。

几十年来，笔者曾教授许多女性朋友在床沿上做俯卧撑，既简单，又方便，也不太吃力，丰胸健美、强身健体等效果也特别好。

◇预备姿势

首先，两手扶在床沿上，手指朝前，两手之间的距离与肩同宽，两臂伸直。然后，两腿向后伸直并拢，前脚掌着地（图4-17）。

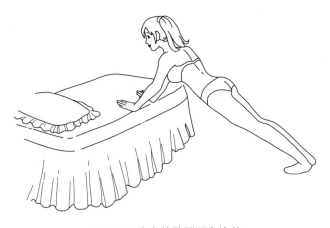

图4-17　床上俯卧撑预备姿势

◇练习方法

身体整体向下，两臂弯曲，胸部靠近床面（图 4-18）。

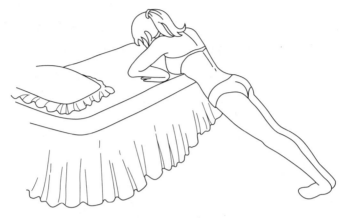

图 4-18　床上俯卧撑

两臂用力推撑伸直，回到预备姿势（图 4-17），这样才算做完一次。

◇动作要求

（1）练习时，两腿一定要伸直，不要弯曲，也不要撅臀。

（2）完成动作要用力，而且要连贯，中间不要停顿。

◇练习次数

每天可练习 2 遍或多遍，两遍之间可休息 1～2 分钟。每遍可练习 5～50 次。因每个人的体力和臂力相差很大，读者朋友可根据自己的身体情况灵活掌握练习次数。

总的来说，每遍要尽量多做几次，每遍练完有疲劳感，效果才明显。

◇练习作用

（1）练习本方法，可锻炼肩背和胳膊上的肌肉，可使女性朋友的肩背、胳膊更美观一些，上半身更健美。

（2）练习本方法和"扩胸操"一样，还具有显著的丰胸健美作用。一般认真练习两三个月，可使胸围增大 2～5 厘米。不但可使乳房增大，更重要的是通过锻炼胸大肌，可使支撑乳房的胸部肌肉更加发达，使乳房更加丰挺、圆润和富有弹性。

（3）本方法具有双向调节作用：乳房过小、平胸或胳膊太细的女性朋友经常练习本方法，可使乳房增大、丰满挺拔、胳膊更健美一些。乳房过于肥大或肩背肉太多、胳膊太粗的女性朋友，经常练习本方法，可达到"局部减肥"的目的，消耗掉乳房上多余的脂肪或肩背、胳膊上多余的赘肉。使乳房逐渐由大变小一些，使胳膊由粗变细一些，肩背更美观一些，达到缩胸、局部减肥和身材健美的目的。

（4）乳房松弛下垂的女性朋友经常练习本方法，由于锻炼了胸部肌肉，可使乳房上提，使乳房更加丰满、圆润、挺拔、有弹性，重塑女性的魅力，并恢复自信心。

（5）经常练习本方法，不但丰胸健美效果好，而且，与其他健身操一样，具有显著的强身健体、增强身体免疫力和防治疾病等作用，可防治各种肺病、心脏病、胸闷气短、气管炎、哮喘、乳腺增生等常见病。

6．床上抬腿

◇预备姿势

仰卧床上，两手紧靠身体放床上，手心朝下，两脚并拢，脚尖朝上。

◇练习方法

同时将两脚用力抬起，抬脚时，两腿要伸直，不要弯曲。两脚尽量靠近头部，停留 3 ～ 5 秒，然后将两脚缓缓放至离床面 5 ～ 10 厘米高的位置（注意：不要放在床上）。稍停 1 ～ 2 秒后，再将两脚抬起，尽量靠近头部，如此反复练习（图 4-19）。

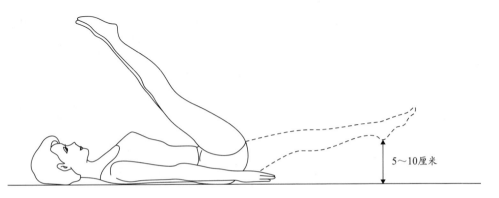

5～10厘米

图 4-19　床上抬腿

◇动作要求

（1）往上抬脚时，动作可稍快一些。往下放时，一定要慢慢放，速度不要快。

（2）练习时，身体其他部位如胳膊、手、头、肩等不能乱动。

◇练习次数

每天可练习 2 遍或多遍，两遍之间可将腿放在床上休息 1～2 分钟，再接着练习。每遍可练习 5～30 次。因每个人的体力和腹肌相差很大，读者朋友可根据自己的身体情况灵活掌握练习次数。

总的来说，每遍要尽量多做几次，每遍练完腹部有疲劳感，效果才明显。

◇练习作用

（1）练习本方法，可有效地锻炼腹部肌肉，使腹部肌肉收紧，增强腹肌弹性，从而防止腹部隆起。

（2）经常练习本方法，有显著的腹部减肥作用。腹部肥胖的女性朋友只要认真练习本方法一段时间，就能把"大肚子"减下去。腹平胸高的健美体型，更能体现女性特有的曲线美和独特魅力。

（3）大多数女性朋友由于腹肌力量不大，做"仰卧起坐"困难一些，但做"床上抬腿"较容易一些。"仰卧起坐"只有锻炼腹肌的作用，对臀腿的锻炼作用不大。本方法与"仰卧起坐"比较，好处很多。不但方法简单，容易做，锻炼腹肌效果好，而且还有很好的锻炼臀腿的作用。经常练习本方法，不但可使腹部平滑，还可使臀腿更健美。

（4）经常练习本方法，不但有良好的强身健体、减肥健美效果，而且由于锻炼了腹部肌肉，对各内脏器官都有锻炼和保护作用，具有显著的卵巢保养效果，还可防治胃下垂、子宫下垂、痛经、月经不调、卵巢早衰、便秘、腹泻、尿失禁、遗尿等常见病。

一位北京 36 岁的女子，腰粗、腹大、腿粗，并有子宫下垂和月经不调的毛病，特来笔者处求治。笔者用中医点穴按摩治病和局部减肥方法为其综合治疗了一个疗程。由于她平时工作很忙，家务事多，没时间经常来治疗和到外面参加体育锻炼。笔者就教会她以上"床上抬腿"健身操和自我点穴按摩减肥、治病方法，嘱其每天在家抽空练习。她仅仅练习了 1 个多月，就达到了她所期望的减肥健美目标，子宫下垂和月经不调等疾病也在不知不觉中痊愈了（图 4-20）。

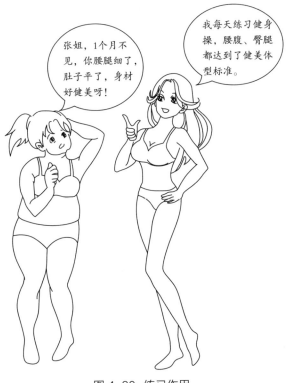

图 4-20 练习作用

三、练操注意事项

• 经期可以练习，不过要比平时少练一些，不要太累。

• 平时练习时，要尽量用力练习，最好感觉累了或出汗了，效果才好。

• 早晨、上午、下午、晚上等时间均可练习，但饭后半小时之内和晚上睡前半小时之内不要练习。

• 初练"女性健身操"时，可能有些人会有两腿酸痛的情况，还有的人会两臂酸痛，这都是正常的生理反应。说明平时参加体育锻炼少，初练健身操，身体还不适应。就像有的人，平时从来不跑步，刚练跑步几天，两腿有些酸痛一样。这都是正常的，没必要大惊小怪。继续坚持练习，身体就会适应，一些身体不适的症状也会逐渐消失。

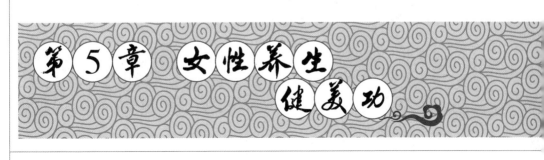

第5章 女性养生健美功

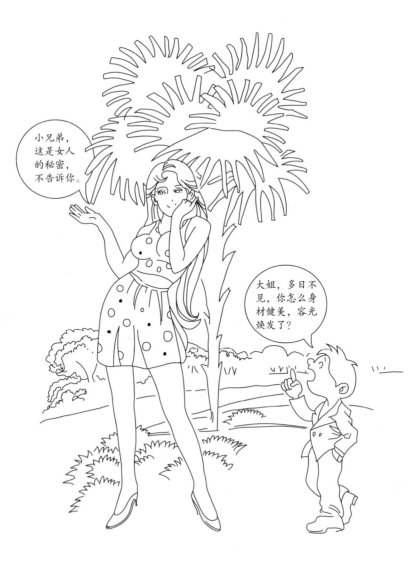

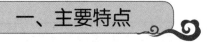

一、主要特点

本章介绍的9种养生健美功，特别适合成年女性朋友练习，非常简单易学，具有初中以上文化程度的读者都能够照书自学自练。练习时，也不需要什么场地和器械，每天抽空只在自己的家里练习就可以。当然，如果有时间，在室外（如公园等地方）练习也可以。

站着练习的功法，最好穿平底鞋或拖鞋，不要穿高跟鞋。

经常练习本章介绍的功法，不但具有显著的强身健体、增强抵抗力、美容润肤、丰胸健美、防病治病和健康长寿等作用，还有明显的卵巢保养等功效。可增强机体免疫力，调节内分泌系统平衡，延缓衰老，预防卵巢早衰，推迟绝经期到来的时间，有效预防骨质疏松等，可使女性长久保持年轻美丽。

书中每种功法都详细介绍了其"特点"和"练功作用"。读者朋友可根据自己的身体情况和兴趣爱好，选择适合自己的，练习一种或几种功法，坚持练习一段时间，就会收到你所期望的效果。详见下节"练功的好处"。

如果同时练习几种功法，不用担心会发生冲突，只会有好的互补作用，练功效果会更好。如果读者正在练习其他流派的养生功、健身功，也可以再练习本章介绍的功法，不会发生冲突，不会有副作用。同样道理，练习本章介绍的功法一段时间，也可以再去练其他流派的功法。

这9种功法，除"女子回春功""丰胸健美功"外，其他7种功法，不论男女老少，都适合练习。可以建议你的男友或丈夫、父母、公婆等长辈练习适合他们的功法。还可以让你的孩子从小（3周岁就可以）练习"静坐功""太极推掌功""马步冲拳"等功法，孩子从小练功，就会健康成长，明目益智，记忆力好，脑瓜聪明，学习成绩优秀，身强体壮，不易患近视、肥胖、肠胃病、头痛、感冒等常见病，一辈子就会很少生病。钱物、房车都是身外之物，一家人健健康康、平平安安比什么都重要。

这9种功法，都是中国传统的养生功、健身功，其中，"马步冲拳"是传统武术基本功。9种功法都属于安全功法，只要认真按正确方法练习，不会出现任何危险。

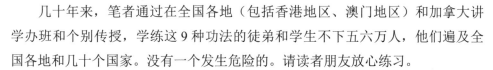

几十年来，笔者通过在全国各地（包括香港地区、澳门地区）和加拿大讲学办班和个别传授，学练这 9 种功法的徒弟和学生不下五六万人，他们遍及全国各地和几十个国家。没有一个发生危险的。请读者朋友放心练习。

不过要注意：患有精神分裂症、癔症、躁狂症、抑郁症等精神疾病者，不宜练习这 9 种功法。

二、练功的好处

练习本章介绍的"女性养生健美功"，除了具有显著的卵巢保养作用外，还有以下好处。

陶冶情操　　磨炼意志

强身健体　　疏通经络

防病治病　　精力充沛

明目益智　　增强记忆

美容润肤　　胖人减肥

瘦人增重　　丰胸健美

促进长高　　催眠健身

增强磁场　　自卫防身

工作出色　　性事美满

益于优生　　家庭和睦

延年益寿　　利国利民

笔者此前的著作曾详细阐述了以上讲的 22 种练功好处，并列举了许多练功实例，这里不再多叙。

古人云："天有三宝日、月、星；人有三宝精、气、神。"

传统中医理论认为，精、气、神是人体生命活动的基本物质。一个人的精、气、神很好，也就是说这个人的身体很健康。

练功，主要锻炼了精、气、神，可使精满、气壮、神旺和身健。歌诀如下：

精满才能气壮，

气壮才能神旺，

神旺才能身健，

身健才能少病，

少病才能长寿。

通过以上歌诀可以看出，"精满"是最重要的。通过练功，可使精满——精力充沛，精神状态特别好。以饱满的精神，充沛的精力和体力，投入到学习和工作之中去。

一位北京高中学生，平时经常跑步和打球，体质较好。由于学习紧张，过度疲劳，头昏脑涨，精神状态很不好，精力不充沛，上课精力集中不起来，学习效率很低。其家长很为他着急，怕影响将来考大学，特带他到笔者处求治。

笔者为他治疗了几次，又教会他本书中介绍的"太极推掌功""静坐功"和"催眠健身功"等功法，嘱其坚持每天抽空练习。

这位中学生每天挤出一点时间坚持练功，短短1个月的时间，就收到了非常理想的效果，神经系统功能得到了很好的调整。精神状态特别好，精力充沛，思维敏捷，记忆力增强，学习成绩也明显提高，后来考上了北京大学。

常常练武术，不用上药铺。

坚持练功，百病不生。

打拳壮筋骨，踢腿活四肢。

内练一口气，外练筋骨皮。

药补不如食补，靠补不如练武。

吃二百斤人参，不如每天练功。

多年来，这些流传很广的健身格言说明，坚持经常练功，可以达到防病治病和强身健体的目的。并且，其效果要比吃药好得多。

身体较好，无病的人经常练功，不但可以强身健体，增强体质，还可以增强抗病能力，提高免疫力，可以预防疾病的发生。坚持练功的人一辈子很少生病，身体一直很健康，延年益寿。

身体较差，有某些慢性病的人经常练功，不但可以达到治疗已所患疾病的目的（在每种功法之后，都列出了防治疾病的范围，请参阅），而且还可以预防其他多种疾病的发生。

近年来，武术界许多专家曾多次提出过走"武医结合"的道路。就是说，武功锻炼和医疗实践相结合，强身健体，防治疾病。

记得 1987 年 7 月 5 日，应有关科研部门邀请，笔者在水电部礼堂做了一场有关练功的报告。当众表演了本书中介绍的"美容功""减肥功""静坐功""吐故纳新功"和"太极推掌功"等功法，引起了轰动。

一位 20 岁的清华大学生当场要求拜笔者为师，学练此功法。笔者至今清楚记得当时很感意外。因为，平时跟笔者学练功法的大都是中、老年人，而且是有高血压、心脏病、糖尿病等多种慢性病之人。他们大都是为了治病才学练功的。

这位健康无病的小伙子跟笔者学会了本书中介绍的"太极推掌功""马步冲拳""静坐功"等功法，一直坚持经常练习。他从清华大学毕业后，分配到中国科学院北京某研究所从事科研工作至今 31 年，从一个壮实的小伙子到 51 岁的中年人。由于他坚持每天练功，身体一直非常健康，平时很少生病，以充沛的精力投入到科研工作中，为国家的科学技术发展做出了贡献。他自己和家人也尝到了很多甜头，全家受益，真是利国、利民、利家、利己的大好事。而他周围和他同龄的同事，还有大学同学就没这么幸运了。由于平时不注意锻炼身体，很多人患上了高血压病、心脏病、糖尿病等慢性病，还有的人英年早逝，更是可惜。

相比之下，这位当年的小伙子是何等的聪明，何等的有远见，是何等的深谋远虑！

一位北京 62 岁的离休女干部，患哮喘病有 20 多年。天气一凉就发病，憋气严重，寸步难行。病重时，晚上不能躺下睡觉，只能坐着打盹，极其难受。

这位女干部自述，20 多年来，不包括输液、打针，仅仅吃的中药和西药就不计其数，也没治好。后来经人介绍，抱着"病急乱投医"和"试试看"的心态来笔者处求治。

笔者用中医点穴按摩术为其治疗几次，又教会她本书中介绍的"吐故纳新功"和"双掌拍背"（笔者练功专著《中医养生防病健身法》里有介绍），嘱其每天多练几次。

这位女干部坚持练功仅仅 1 个多月（每天上、下午各练二三次），就完全治好了她 20 多年屡治不愈的哮喘病。现在，她身体很健康，红光满面，走路轻松，呼吸通畅，和以前相比，简直判若两人。

她非常感激地对笔者说："杨老师，我要是早认识你就好了，那就不受这 20 多年的罪了。"

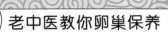

读者朋友，我们把她的这句话反过来想想，假如我国大多数人都练功强身健体、防病治病，每年将节省多少医药费？恐怕是一笔巨大的款项。而且，由于身体好，还可以多工作几年甚至几十年，为国家做更多的贡献。

我们的少年儿童如果从小练功，就会身体健康、明目益智，就不会患上近视。我们广大的中小学生就不会有那么多人戴上近视眼镜，就不会有那么多的小胖子。"少年富则国富，少年智则国智，少年强则国强。"

练功的人多了，得病的人就会少；得病的人少了，到医院看病的人就会大大减少。到医院看病的人少了，那些真正需要到医院看病、住院的病人，就会很容易地挂上号、看上病、住上院。就不会像现在普遍存在的挂号难、看病难、住院难。就不会有各地大医院常见的"号贩子"骗取患者大量钱财的现象。

所以，不论从哪方面讲，经常练功，不但有利于自身，也有利于自己的家庭、有利于长辈和子女后代，更有利于国家和人民大众。

因此，练功是利己、利家、利国、利民的大好事，应大力提倡和推广。

读者朋友，你要是爱惜自己，爱惜孩子，爱惜家人，热爱祖国，那就早点儿练功吧！

作为本书作者，衷心祝愿读者朋友都有一个好身体、好身材、好心情和美满的好家庭！

三、浅说磁场

大家知道，地球存在一个肉眼看不见的磁场。我们聪明的祖先，根据这个原理发明了指南针。

现代科学研究也证实，我们人体除了有一套肉眼看不见的经络系统之外，也有一个肉眼看不见的磁场。科学家将其命名为"生物磁场"，包括脑磁、心磁、肌磁。也有人称之为功力磁场、气功磁场和气场等。

许多人都有这样的体会：你在专心看一本书，或专心玩手机或上网等，你的家人或同学好友，从你身后轻手轻脚走过来，想偷看一下，你到底在看什么。你没有听到任何声音，更没有回头看，但是你确确实实感觉到了你身后有个人在向你靠近。这就是人体生物磁场在起作用。

经常练功，可使生物磁场增强，大大有利于人体的身体健康。

前些年，在中国科学院，我国科学家用从国外进口的当时世界上最先进的精密科学仪器，对笔者进行了生物磁场的精密测试。

据科学家介绍，我们人类居住的地球，静磁场磁感应强度很大，人体的生物磁场（包括脑磁、心磁、肌磁等）磁感应强度很小。科学家们用多种方法反复测试，笔者的生物磁场（肌磁）磁感应强度大约是普通人的 100 倍。并且是一个恒定值，非常稳定。不论笔者拇指、示指、中指，点穴发功，还是运气于手掌按摩发功，生物磁场磁感应强度均是一个恒定值。并且，在笔者收功后的一段时间内，这个恒定磁场仍然存在，在精密科学仪器上显示出具有一定的延续性。随着时间的推移，这个恒定磁场才逐渐变小直至消失。

我国科学家将对笔者的测试情况和研究成果，发表在一些有关科学杂志上，引起了研究人体科学、生命科学的国外科学家的高度重视。一些国家的科学家专程来北京拜访了笔者，并用他们专门托运来的精密科学仪器又对笔者进行了反复测试。测试方法有的与我国科学家的基本相同，有的不大一样。

他们将采访笔者的情况和测试结果制作成电视节目，在一些国家的电视台上进行了报道。许多外国人看后，对中国的传统文化产生了极大的兴趣，专程来北京拜笔者为师，学练功法。还有人请笔者为他们运气点穴按摩治病、增高、丰胸、减肥等。

中外科学家经过长期的调查、研究和测试发现：如果专业按摩师或业余按摩爱好者经常练功，可使人体生物磁场磁感应强度显著增强，臂力、掌力和指力（主要是内功、内力）增大，不论为人治病、减肥、还是增高、丰胸、催眠等，疗效都会十分显著。

虽然，对于绝大多数练功者来说，没有条件和机会到中国科学院进行生物磁场磁感应强度的测试。但他们都能感觉到，通过练功，自身的磁场明显增强了。

自从 1987 年至今，笔者通过在各地讲学办班和个别传授，教授的徒弟和学生已遍及全国各地和几十个国家。他们共同反映，只要认真练功一段时间（有人五六天，有人十天半个月，有人一二个月），就会明显地感觉到人体生物磁场磁感应强度增强。尤其是在练本章介绍的"丰胸健美功"和"太极开合功"（笔者的练功专著《中医养生防病健身法》里有介绍）等功法时，感觉真像两手抱着一个"圆球"似的。练功练到一定程度，两手想分，又分不开，想合，又合不拢，感觉两手之间的磁场特别强。那种感觉，真是特别美妙和神奇。

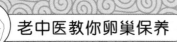

四、浅说丹田

人们常说，"气沉丹田""意守丹田"。其实严格来讲，不练功的普通人，是没有"丹田"的。换句话说，是只有"田"，而没有"丹"。

大家知道，种小麦的那块地叫"麦田"；种稻子的那块地叫"稻田"；有煤的地方才能叫"煤田"；有石油的地方才能叫"油田"。不能种小麦的那块沙土地是不能叫"麦田"的，没有煤或石油的地方是不能叫"煤田"或"油田"的。

同样道理，你没有练功，你的腹内没有"丹"，或叫"内丹"，就不能说你有"丹田"，"气沉""意守"就成了空话。

"丹田"不是天生的，而是通过后天练功练出来的。就像大家常在电视上看到的一群武警、特警战士表演的掌碎砖石的硬功夫。他们的硬功夫也不是天生的、不是爸妈给的，而是通过严格训练，练出来的。

"丹田"并不神秘，也不难练。每个人通过练功都可以练出来。

从古至今，历代养生专家都非常重视"丹田"，他们把练功的希望都寄托在这里，认为这是人体炼丹的好地方，"丹田"是滋养全身的重要部位。武术家也认为："练成丹田混元气，走遍天下无能敌。"由此可见，丹田部位对练功者来说是极其重要的。那么"丹田"究竟在何处呢？

古往今来的养生家普遍认为，"丹田"不只一处，有内丹田，外丹田；前丹田、后丹田；上丹田、中丹田、下丹田。并认为"丹田"不是一个点，也不是一个穴位，而是一个区域，是一片"田"。下面，分别简要讲一下。

1. 内、外丹田

内丹田在体内，外丹田在体外。练习本书中"丰胸健美功"等功法时，由于想象两手抱着一个"球"，练功练到一定程度时，对这个"球"的存在的感觉特别明显，两手不容易合拢，也不容易分开，像有某种磁力，感觉非常奇妙。这个"球"就是外丹田。

在体内的内丹田也分前、后丹田和上、中、下丹田。

2. 前、后丹田

多数养生家认为前丹田在腹部气海穴处，后丹田在后腰部正中命门穴处。

3. 上、中、下丹田

关于上、中、下丹田，古书记载互有出入，说法很不一致。由于中医养生功、中国传统武功、传统健身功和道家养生长寿功等功法流派非常多，各流派对上、中、下丹田的说法差别很大。

上丹田，有的认为在头顶百会穴处，有的认为在两眉之间的印堂穴处等。

中丹田，有的认为在胸部膻中穴处，有的认为在心窝处，还有的认为在脐下气海穴处等。

下丹田，有的认为在脐下 3 寸的关元穴处，还有的认为在足底涌泉穴处等。

虽然，有关上、中、下丹田说法不一，但都有一个共同点，"丹田"都是在人体的重要穴位上。

不过，从古至今，多数养生家普遍认为上丹田在两眉之间的印堂穴处，中丹田在胸部两乳之间的膻中穴（或心窝）处，下丹田在脐下 1.5 寸的气海穴处。

本书中提到的"丹田"，就是指下丹田这个位置。

4. 丹田的准确位置

我们既然知道了"丹田"就在腹部气海穴处，那么，具体位置到底在哪儿呢？

假如，从头顶百会穴到两阴之间的会阴穴有一条连线，我们称这条线为"纵线"。从腹部气海穴到后腰正中命门穴也有一条连线，我们称这条线为"横线"。这两条横、纵线的交点就是"丹田"的准确位置。

前面讲了，"丹田"与穴位不同。"穴位"是很小的一个点。到中医院扎过针的读者都知道，针尖非常小，扎到穴位上就能治病。

"丹田"不是一个点，也不是一个穴位，而是一个区域，是一片"田"。

所以，读者意守"丹田"时，不能想象一个点，而应该想象以这个"交点"为中心的小圆球或一片"田"。

"丹"是练功练出来的，有了"丹"，也就有了"丹田"。读者朋友如有兴趣，可练习本书中的"静坐功"和"内丹功"（后一种功法在笔者的练功专著《中医养生防病健身法》里有介绍）等功法，能够练出"内丹"来，换句话说，也就有了名副其实的"丹田"了。

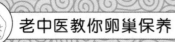

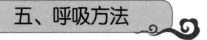
五、呼吸方法

1. 自然呼吸

自然呼吸是指以人们平常自然呼吸频率和自然习惯进行呼吸的方法,一般人每分钟呼吸 15 ～ 18 次。

自然呼吸多数人是胸式呼吸,这是不受意识控制的呼吸方法。呼气时,胸部缩小;吸气时,胸部扩张。如果读者仔细观察他人或低头看自己的胸部,就会观察到,呼吸时胸部的起伏很明显。

2. 腹式呼吸

腹式呼吸(这里主要指顺腹式呼吸),就是用腹部来"呼吸"。但实际上,还是用肺呼吸的,只不过呼气时,腹部内凹,膈肌上升;吸气时,腹部外凸,膈肌下降。

腹式呼吸可使膈肌上下移动幅度增大,胸腔容积增加,扩大肺活量,以促进气体代谢和血液循环,"按摩"内脏,调节内脏功能,增强新陈代谢,达到强身健体、防病治病、卵巢保养和健康长寿等目的。

开始练腹式呼吸时,多数人很不习惯,很不自然。为此,最初练习呼气时,可以用意缩肚子,使腹部往里缩。吸气时,用意鼓肚子,使腹部往外鼓。熟练之后,尽量使腹式呼吸自然、均匀和深长一些。

掌握腹式呼吸并不困难,每天练一会儿,一般一天或几天就能学会,并熟练掌握。常言道:"习惯成自然。"练习一段时间,就能养成腹式呼吸的习惯。

腹式呼吸练习随时随地都可以进行,仰卧、坐着、站着,甚至在散步时,乘汽车、火车、飞机时,都可以练习。练习时要用鼻呼鼻吸。

不过,饭后半小时内,胃痛、腹痛时,以及孕期不宜练习。

本章介绍的每一种功法中,都列出了应采用的呼吸方法。没有列出的,读者可根据自己的兴趣和习惯自由选择。

六、练功的时辰、方位和环境

1．练功时辰

古人认为，子时（23—1 时）、午时（11—13 时）、卯时（5—7 时）和酉时（17—19 时）练功效果最好。尤其是阴阳交替的子时练功为最佳，俗称"子时功"。

但是，现代人与古人不同，不论上学的、上班的、种地的、当兵的、做生意的，还是做其他工作的，都很忙，没有古人那么多时间，没有必要生搬硬套。

笔者认为，练功时辰倒不是十分重要的，坚持练习才是最重要的。

除"催眠健身功"要求晚上睡觉前或午睡前练习外，其他的功法，读者可根据自己的实际情况和习惯，选择你容易坚持的时间练习，或平时挤时间抽空练习。

2．练功方位

凡是睁眼练的功法，在练习方位上，没什么讲究，朝哪个方向练习都可以。

凡是闭眼练习的功法，在练习方位上最好讲究一些，练功效果会更好一些。

闭眼练习的功法，春天练时，要面朝东练（具体时间是立春的当天至立夏的前一天）；夏天要面朝南练（立夏当天至立秋的前一天）；秋天要面朝西练（立秋当天至立冬的前一天）；冬天要面朝北练（立冬当天至立春前一天）。详见表 5-1。

仰卧于床上练功的功法，如"催眠健身功"，头朝哪个方向都可以，和平时睡觉一样就行。不过，最好头北脚南练功，可最大限度地减少地球磁场的干扰。不但练功效果会更好，睡眠质量也会提高。

表 5-1　五脏配属表

项目＼匹配＼五脏	肝	心	脾	肺	肾
五行	木	火	土	金	水
五方	东	南	中	西	北
五季	春	夏	长夏	秋	冬
五色	青	赤	黄	白	黑
五味	酸	苦	甘	辛	咸
五官	目	舌	口	鼻	耳
五体	筋	脉	肉	皮毛	骨
五志	怒	喜	思	忧	恐
五树	松树	梧桐树	柳树	杨树	柏树
五豆	绿豆	红小豆	黄豆	白芸豆	黑豆

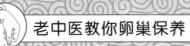

根据中医五行学说和中医养生功理论可得出以下结论。

春天朝东练功，"练肝"可防治肝病。

夏天朝南练功，"练心"可防治心脏病。

秋天朝西练功，"练肺"可防治肺病。

冬天朝北练功，"练肾"可防治肾病。

3. 练功环境

在室内、室外练功均可。如在室内练功，最好先打开窗户通通风，以保持空气新鲜。练功前和家人或旁人讲明，以免受干扰。最好先关掉手机，保持环境安静。

如在室外练功，特别要注意安全。最好到空气新鲜、环境比较安静的地方练习，有花草树木最好，也可在海边、河边、池塘边练习。

古人喜欢在松树、柏树下练武术是很有道理的，因为松柏之气对人体健康、防治疾病和提升功力很有好处。

如在室外练功，有条件的话，春天最好站或坐在松树的西边，面朝松树和东方练功；夏天站或坐在梧桐树的北边，面朝梧桐树和南方练功；三伏天站或坐在柳树的旁边，朝哪个方向都可以（如肝不好，朝东练，心脏不好朝南练，以此类推）；秋天站或坐在杨树的东边，面朝杨树和西方练功；冬天站或坐在柏树的南边，面朝柏树和北方练功。

七、练功方法

1. 女子回春功

◇预备姿势

两脚并拢站立，两手自然下垂放于两腿外侧，肩下沉，挺胸，直背，目视正前方（图5-1）。

◇练功方法

吸气时，身体其他部位保持不动，两足跟慢慢抬起，两前脚掌着地。同时，舌尖顶住上腭，口微闭，并用力收缩肛门和阴道（图5-2）。

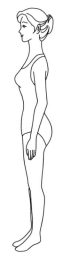

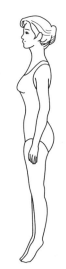

图 5-1　女子回春功预备姿势　　　　　　图 5-2　吸气动作

呼气时,身体其他部位保持不动,两足跟慢慢落地,全脚掌着地。同时,舌尖、肛门和阴道放松。

练功时,最好采用腹式呼吸,鼻呼鼻吸,呼吸要均匀、深长。如果读者实在不习惯腹式呼吸,采用平时的自然呼吸法也可以。

动作要求如下。

(1)两足跟抬起、落下,再抬起、再落下,如此不间断地反复练习。

(2)要随着呼吸起伏练习,动作速度慢一些,效果才好。

(3)练功中,身体始终保持直立,挺腰,直背,目视正前方,不要后仰或弯腰。

(4)吸气时,一定要用力收缩肛门和阴道,否则,练功效果不明显。

◇收功方法

在呼气后收功。收功时,将右手慢慢放在腹部气海穴处,手心朝里,左手放在右手背上。两手同时按顺时针方向揉腹 3 圈(图 5-3)。然后,两手自然下垂,收功完毕。

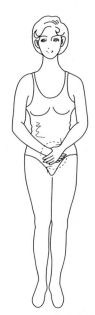

图 5-3　收功方法

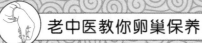

◇练功时间

每天练习 1 ~ 3 次，每次 3 ~ 10 分钟。

◇练功作用

阴道肌肉松弛的女性，常练本功法，可强健提肛肌，强化阴道功能，增强性肌肉，阴道口会缩小，增加性活力，使女性更加性感妩媚，性生活更加美满。

常练本功法，还对子宫下垂、月经不调、卵巢早衰、遗尿、尿失禁和痔疮等病有很好的防治作用。

另外，臀大、臀部下垂、腿粗的女性，常练本功法，还有提臀、减腿、美臀、美腿，使身材挺拔、体形健美等作用。

经常练习本功法，可疏通经络，使气血充足、性器官分泌液增多，以利于性生活时润滑，提高性生活质量。

一位 33 岁的女士，自从前几年生育后，阴道越来越松弛，近年来更为严重，影响了夫妻感情。为了维持原本幸福的家庭，增强自己的自信心，打算到医院做缩阴手术（阴道紧缩整形手术）。她的一位好朋友极力劝她先不要盲目地去做手术，先练功试试，不行的话，再去做手术也不迟。

这位女士抱着将信将疑和试试看的心态到笔者处求治。

笔者教会她本书介绍的"女子回春功"和"四平桩功"（笔者练功专著《中医养生防病健身法》里有介绍），嘱其每天至少练习 3 次，坚持练功两三个月必有显著效果。

1 个多月后，这位女士非常高兴地打来电话说："杨老师，您教我的功法真灵！我真是太感谢您了。我刚练功 1 个多星期就感觉有所好转。现在已练功 1 个多月，自我感觉非常好。我和丈夫都感到好像又重新回到刚结婚度蜜月时那幸福、美妙的时刻。"

2. 颤抖功

◇预备姿势

两脚平行站立，中间距离与肩同宽，松开腰带。头颈正直，松肩、松腰、松胯，全身放松。两臂自然下垂放于身体两侧。目视正前方，排除杂念，心平气和（图 5-4）。

◇练功方法

两腿屈膝略蹲（两腿略弯），上身正直，口微闭，舌尖轻轻顶住上腭，面带微笑。整个身体做上、下快速颤抖（图5-5）。

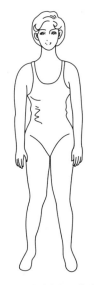 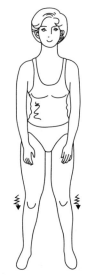

图5-4　颤抖功预备姿势　　　　　　　图5-5　颤抖功

全身颤抖时，应感觉双乳颤动、玉门微开，全身肌肉、内脏器官、手臂和膝关节皆有颤动感觉，方为动作正确。

练功中用腹式呼吸法或自然呼吸法均可，鼻呼鼻吸。

◇收功方法

按以上方法练习1～3分钟后，若感觉累了，就可以按以下方法收功了。

收功时，慢慢站起，双腿站直，将左脚移到右脚旁站好。右手慢慢放在腹部气海穴，手心朝里，左手放在右手背上，两手同时按顺时针方向揉腹3圈（图5-6）。最后，两手自然下垂，收功完毕。

◇练功时间

每天可练习1～6次，每次1～3分钟。

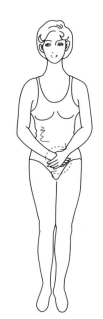

图5-6　收功方法

◇练功作用

本功法虽然非常简单，却有非常显著的放松身体、调和阴阳、保养卵巢、防病治病和延年益寿等作用。有诗为证：

浑身抖一抖，

疾病绕着走。

每天抖一抖，

健美又长寿。

本功法不但适合成年女性练习，也非常适合上学、上班族青少年练习。学习或工作累了，抽空站起来，练习一二分钟，可较快地放松身体、解除疲劳，还有防治多种疾病的作用。

女子患有阴道痉挛、阴道干涩、性交疼痛、性欲低下、卵巢早衰、尿频症和更年期综合征等病者，常练本功法，有显著的治疗作用。

如果自己的老公患有精索静脉曲张、睾丸肿胀疼痛、早泄和前列腺疾病，让他练习本功法，也有显著的治疗作用。

夫妻同练本功法，不但增加夫妻感情，增添生活乐趣，而且，正像电视广告词说的那样："他好，我也好。"

3. 吐故纳新功

◇预备姿势

早晨起床后，到室外空气新鲜的地方（最好有花草树木）。两脚平行站立,两脚距离与肩同宽。松开腰带，两臂自然下垂放于身体两侧。目视正前方，排除杂念，心平气和（图5-7）。

◇练功方法

往正前方看一固定目标 5～10 秒，然后将目光慢慢收回来，慢慢闭上眼睛，微闭，不要用力。慢慢默想3遍："全—身—放—松—"后，就可以正式练功了。

练功中吸气时，两手心朝上，十指微屈，两手慢慢往上抬，如捧气状，或如托一个"大圆球"，

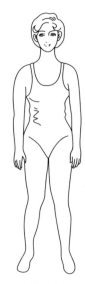

图 5-7 吐故纳新功预备姿势

两手上抬的最高高度不能超过下颌（图 5-8）。同时想象身体周围的新鲜空气从四面八方吸入体内。口微闭，用鼻吸气。将气吸满时，正好两手放在胸部，左手在左胸，右手在右胸。

呼气用口呼，呼气时，两手同时从胸部慢慢用力推到下腹部（图 5-9）。注意：推到下腹部时，正好将气呼尽。

用口往外呼气时，气息要均匀、深长。同时想象将体内的废气、病气和浊气等不好之气，毫无保留地、非常痛快地呼了出来，呼得远远的。

如此反复练习，觉得累了，就可以收功了。

◇收功方法

在呼气后收功。收功时，将左脚移到右脚旁站好，右手慢慢放在腹部气海穴处，手心朝里，左手放在右手背上，两手同时按顺时针方向慢慢揉腹 3 圈（图 5-10）。然后，两手自然下垂，眼睛慢慢睁开，收功完毕。

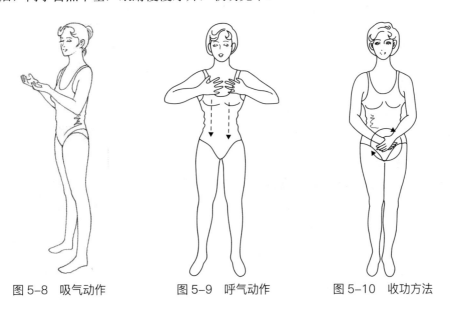

图 5-8　吸气动作　　　图 5-9　呼气动作　　　图 5-10　收功方法

◇练功时间

除早晨练习之外，如有兴趣，其他时间也可以练习，室内、室外均可。每天练习 1 ～ 3 次，每次 5 ～ 20 分钟。

◇练功作用

睡一夜觉后，体内氧气缺乏，浊气聚集体内。到室外空气新鲜处练习本功法，

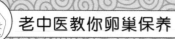

可"吐故纳新"，有利于排除体内的废气、浊气，净化机体的内环境。

常练本功法可改善内脏功能，尤其是可以极大地改善心肺功能，扩大肺活量，可使阴阳平衡，气血通畅，扶正祛邪，清气上升，浊气下降。练完功后，常有一种心胸开阔、心情舒畅的美好感觉。

另外，常练本功法对各种肺病、心脏病、慢性肠胃病、肝病、胸闷气短、气管炎、哮喘和乳腺增生等常见病有很好的防治作用。

一位35岁的北京某中学女教师，患慢性气管炎和乳腺增生1年多，在北京某大医院治疗多日。中药、西药吃了一大堆，效果不明显。经人介绍，特来求治。笔者用中医点穴按摩术为其治疗2个疗程。其间，教会她本书中介绍的"扩胸操""吐故纳新功"等功法和自我点穴按摩治疗慢性气管炎、乳腺增生的方法，嘱其每天抽空自行练习。

1个多月后，这位女教师不但所患两种病已痊愈，而且，由于坚持每天练操、练功，体质明显增强、红光满面、身体健美。

4. 太极推掌功

◇预备姿势

两脚平行站立，两脚距离与肩同宽，松开腰带，两腿屈膝略蹲。两臂自然下垂于身前，两手非常放松自然地轻搭在两大腿前面，手心朝里。上身正直，自头顶到两脚之间成一垂直线。目视前方，口微闭，舌尖轻轻顶住上腭，排除杂念，心平气和（图5-11）。

◇练功方法

心静下来以后，就可以正式练功了。练功中，想象自己胸腹前有一个大圆球，球的直径相当于下颌到下腹部那么大。吸气时，两手慢慢抬起，沉肩坠肘，手心朝下，两手放松。两手摸着这个"圆球"从前面摸到后面（图5-12），一直到两腰处。

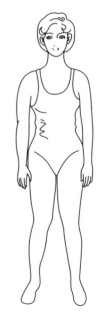

图5-11 太极推掌功预备姿势

呼气时,两手慢慢往外推这个"球"。推时注意"用意不用力",两手腕往上翘,但两手十指均微屈放松不用力（图 5-13）。一直推到两胳膊就要伸直时为止（注意两胳膊微屈,不要完全伸直）。两手往外推时,两手的最高高度不能高于心窝处。

再吸气时,仍两手摸着这个"圆球",从前面摸到后面,一直到两腰处,注意两手的最高高度不能超过下颌。呼气时,方法同上。

如此反复练习,呼吸采用鼻呼鼻吸的腹式呼吸。练功时,两胳膊、两手均放松,不用力。"用意不用力",这正是此功法奥妙之所在。心平气和,很放松地去练习,而且要"手眼相随"。就是说,两手走到哪里,两眼跟着看到哪里。两手走到两腰处时,不要低头看手,要用余光往下看。头颈始终保持正直。

这样反复练习,觉得累了,就可以收功了。

◇收功方法

在呼气后收功。收功时,先两手心相对抱球,再慢慢站起,腿站直,将左脚移到右脚旁站好。右手慢慢放在腹部气海穴处,手心朝里,左手放在右手背上,两手同时按顺时针方向揉腹 3 圈（图 5-14）。然后,两手自然下垂,收功完毕。

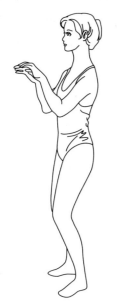

图 5-12　吸气动作

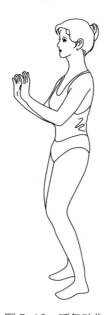

图 5-13　呼气动作

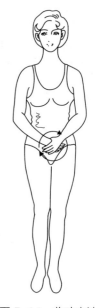

图 5-14　收功方法

◇练功时间

每天可练习 1 ～ 3 次,每次 10 ～ 30 分钟。

◇练功作用

太极推掌功吸收了传统太极拳的基本动作，是太极拳和养生功的完美结合。动作圆柔，动中有静，静中有动，内外结合，阴阳相贯，如环无端。具有循经顺气、舒筋活血、强身健体、平调阴阳、防病治病之功效。

尤其是锻炼了内功内力，使气与力合，内与外合。改善了神经系统和内脏各器官的功能，使身体各部位更具有灵活性和协调性。

另外，患有腰腿痛、风湿性膝关节炎、肩周炎、网球肘、手腕痛、手臂麻木、肠胃病、心脏病、月经不调、卵巢早衰和神经衰弱者，常练本功法，有良好的治疗作用。

以上为太极推掌功的初级功，因中级功"金丹运转"，高级功"内外合一"练功方法较复杂一些，这里就不介绍了。

5. 马步冲拳

◇预备姿势

两脚平行站立，两脚距离为本人脚长的3倍。两腿屈膝半蹲成马步，大腿屈平，大腿和小腿之间的夹角近于直角90°。如果读者朋友体质较差，姿势可以略高一些，也就是大腿和小腿之间的夹角可大于90°，可120°～130°。

两手握拳抱于两腰侧，拳心朝上，拳眼朝外。

颏向里收，颈竖直，挺胸，塌腰，直背，目视正前方（图5-15）。

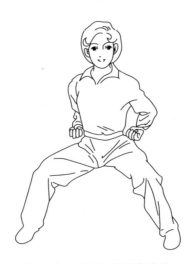

图5-15 马步冲拳预备姿势

◇握拳方法

除拇指外，其余四指并拢，用力屈曲卷握，拇指用力屈曲紧扣示指和中指的第二指节处。

握拳要求：拳要用力握紧，而且拳面要平，直腕（图 5-16）。

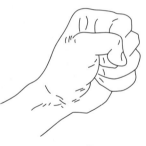

◇呼吸方法

腹式呼吸法或自然呼吸法均可，鼻呼鼻吸。

图 5-16　握拳方法

◇练功方法

做好预备姿势后，就可以按以下方法练习马步冲拳了。

右拳从腰部向前用力平伸冲出，变拳心朝下，拳眼朝左，眼看右拳（图 5-17）。

右拳收回腰侧，拳心朝上。左拳同时向前用力平伸冲出，变拳心朝下，拳眼朝右，眼看左拳（图 5-18）。

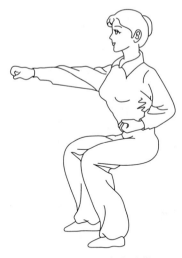

图 5-17　马步右冲拳

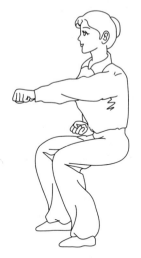

图 5-18　马步左冲拳

◇动作要求

（1）练功中要注意两膝到地面的垂直线始终不能过脚尖，上半身不要往前倾。要挺胸、直背、塌腰，始终目视冲出去的左拳或右拳，不要东瞅西看。

（2）冲拳时，两肩必须向下沉，拳的高度与胸部平齐，注意不要抬肩。

（3）一拳冲出时，必须另一拳同时收回来，两拳的不同动作，必须同时进行。不能一拳收回腰侧后，另一拳再冲出。必须不间断地连续练习。

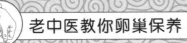

（4）拳从腰侧冲出时，拳心是朝上的，当肘部靠近腰侧时，臂内旋，使拳在向内旋转过程中用力向前冲出，变拳心朝下。

冲拳、旋臂、变拳心朝下，这三个动作不能分割，不能间断，必须连贯，一气呵成。

（5）冲拳时，呼吸要均匀、自然，不要紧张，不要憋气。

◇收功方法

按以上方法冲拳数十次或觉得很累了，就可以按以下方法收功了。

收功时，先将冲出的左拳或右拳收回腰侧，注意另一拳不再冲出，仍在腰侧，两拳均放于两腰侧，拳心朝上，拳眼朝外，同预备姿势（图5-15）。

然后，两腿用劲，慢慢站起，左脚移到右脚旁，身体直立。再两拳松开，两手放松，右手慢慢放在腹部气海穴处，手心朝里，左手放在右手背上。两手同时按顺时针方向揉腹3圈（图5-19）。最后，两手自然下垂，收功完毕。

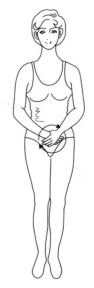

图 5-19 收功方法

◇练习次数

每天可练习3遍或多遍，每遍可冲拳20～80次。

根据传统练法，几十年来，笔者是这样教国内外徒弟和学生的：一般成年女性，初练马步冲拳时，第一天练习，每遍冲拳20次，第二天每遍冲拳21次，第三天每遍冲拳22次，以此类推，每天只增加1次，不要多增加。60天后，增加到80次，就不增加了。以后每天每遍冲拳80次。

以上这种练法，循序渐进，效果特别好，在不知不觉中长了功夫，身体也不知不觉渐渐强壮了起来。

如果急于求成，每天增加次数较多，"拔苗助长"，其结果是"欲速则不达"，效果反而不好。

根据笔者以往教徒弟、学生的经验，每个人体质不同，甚至差异特别大。例如，笔者的一位男青年徒弟，马步冲拳可做300次，另一位女青年徒弟可做200次。

他们的身体非常强壮和健美。

也有的女学生体质较差，冲拳二三十次就觉得很累。

因此，因每人情况不同，不能一概而论，不能硬性规定每人每遍必须冲拳多少次。读者可根据自己的体质等情况而决定。

◇练功作用

马步冲拳是中国传统武术基本功之一。在过去，青少年拜武术师傅学武术，师傅先教压腿、踢腿、马步桩功和马步冲拳等基本功。等腿脚有了根基，步伐稳健，冲拳有力后，才教拳术套路或刀、枪、剑、棍等器械。

根据笔者几十年教学实践经验和本人练功体会，以及许多徒弟、学生们的练功切身体会，"马步冲拳"虽然动作不多，练功时间也不长，仅有几分钟。但仅从锻炼身体的效果来讲，练习马步冲拳 80 次，不亚于打一两套武术长拳或跑步几千米或打篮球 2 小时或游泳 2.5 小时。这对于每天学习忙、工作忙、家务事多的女性读者来说，每天抽几分钟在家练几遍马步冲拳，是非常方便的。

常练马步冲拳，可强肾壮腰、防病治病，使练习者身强体壮、精力充沛、身体健美、浑身有劲。

武术爱好者，以及军人、警察、保安等人常练马步冲拳，可打好武术基础，使腰腿稳健、出拳有力，为学其他抗敌自卫方法打下良好的基础。

除以上作用外，常练马步冲拳，还可防治肩周炎、腰腿痛、失眠、健忘、神经衰弱、低血压、胸闷气短、慢性气管炎、月经不调和卵巢早衰等疾病。

平胸或乳房松弛下垂者常练习本功法，可有效地锻炼胸大肌，使支撑乳房的胸部肌肉更加发达，使乳房更加丰挺圆润和富有弹性，达到丰胸健美的目的。

除了以上讲的这些好处外，肥胖者练习本功法，减肥效果也非常显著。而且，没有任何痛苦和副作用，更不用节食饿肚子，也不会反弹。

如果读者朋友留意观察，就会发现那些武术运动员、武打影视演员和许多业余武术爱好者及常年练功者，不论男女老少，个个身材健美，身上一点多余的肉都没有。以笔者为例，本人从小练武功、练"马步冲拳"等功法至今几十年，受益很多。尽管现在每天工作十几个小时，休息时间很少，年龄又大，但本人精力充沛，身体健康，极少生病。并且从 1971 年至今几十年保持体重基本不变，身高 1.75 米，每年称体重都是 69 千克，始终保持着胖瘦适中的健美体型。这是本人坚持练功几十年带来的好处，也是任何药物、任何营养保健品都无法收到的效果。

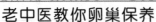

　　几十年来，跟笔者学练功法减肥的成年女性很多，他们当中有影、视、歌、舞明星，电台、电视台节目主持人，记者，编辑，时装模特，航空乘务员，宾馆、饭店服务员，知识分子，学生，工人，农民，军人，干部以及来自20多个国家的外国友人和中国香港、澳门、台湾同胞等人士。她们坚持练习一段时间后，都收到了程度不同的强身健体、防病治病和减肥健美等效果。

　　一位32岁的北京某中学女教师，婚前身材姣好。结婚生育后，工作忙，家务事多，又不爱运动，导致腰粗腹大，夏天不好意思穿裙子。跟笔者学练"马步冲拳"和"腰腹部自我点穴按摩减肥"等方法后，每天晚上在家抽空练习，几个月后，不但体质明显增强，面色红润，容光焕发，精力充沛，而且腰围减少了12厘米，腹围减少了10.5厘米，体重减少了7千克，完全达到了她所希望的理想健美体形标准。用她自己的话说："现在的体型比结婚前还要健美"（图5-20）。

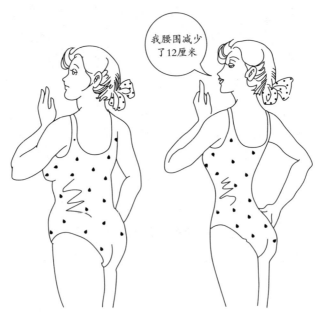

图5-20　练功作用

　　经常练习传统健身武功"马步冲拳"，不但有以上讲的许多种好处，还能自卫防身。

　　传统武功都讲究"六合"，即内三合：心与意合，意与气合，气与力合；外三合：肩与胯合，肘与膝合，手与足合。这"六合"正表明了我们常说的内外协调一致的具体要求。

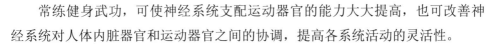

　　常练健身武功，可使神经系统支配运动器官的能力大大提高，也可改善神经系统对人体内脏器官和运动器官之间的协调，提高各系统活动的灵活性。

　　常练健身武功，不但身体动作灵活，反应也很快。据有关报刊报道，北京某大学研究人员进行了身体反应能力测试，测试方法是让受试者看见红灯一亮就立即按压电键。测试结果表明武术班男生比不练武术的普通男生身体反应快20毫秒，武术班女生比普通女生身体反应快50毫秒，差别还是很大的。

　　常练健身武功，不但反应快，身手敏捷，而且，还能锻炼力量和速度，这主要是练了"内功"和"内力"，出拳不但有力，而且快而凶猛。当遇到不法侵害时，可采取正当防卫措施，更有效地保护自己，可不受侵害，或减轻受侵害的程度。

　　一位北京某公司30多岁的女士，有些肥胖，腰粗腹大，想快速减肥。笔者就教会她本书中介绍的"马步冲拳"健身武功和"减肥功"等功法，嘱咐她每天抽空练习半小时。

　　她坚持每天练功。仅仅两个多月，就成功减重10千克，腰围减少8厘米，腹围减少6厘米，体型非常健美。之后，她不再练习减肥功，每天只抽空练习一两遍"马步冲拳"，也就是花费几分钟的时间。这样又坚持练习了4个多月，身材更加健美，像个女武术运动员，英姿飒爽，红光满面。而且，浑身有劲，精力充沛，出拳凶猛有力。

　　有一天晚上，她下班晚了一些，马路上行人较少，突然从旁边的阴暗处窜出一个20多岁的歹徒，上来就抢她的包。这事要在从前，她的包肯定就被歹徒抢走了。

　　可今非昔比，虽然她才练了6个多月的"马步冲拳"，但也身强体壮，浑身有劲，出拳凶猛有力，早已不是练功前的那个又胖、又笨、又体虚的弱女子，岂能让歹徒白白抢走自己的包。更何况包里还有公司的重要资料和自己的贵重物品。她用尽全身力气抓紧包，不让歹徒抢走。歹徒见拉断了包带，也没将包抢夺到手，恼羞成怒，便挥起右拳冲她面部打来。

　　危急时刻，她毫无畏惧，不知哪来的勇气，本能地用上了平时常练的"马步冲拳"招式，拿包的左手上架来拳，右手握紧拳头，快速有力地打在了歹徒的胸口上。

　　只听"哎哟"一声，歹徒倒在了地上。这个歹徒见这位女子实在不好对付，只好抱头鼠窜。

6. 美容功

◇美容原理

生活中常有这样的事，一些中老年人，体弱多病，面部皱纹较多，比实际年龄显得衰老。他们为了治病，求助于练功。练几年功后，不但病愈体健，而且满面红光，精神焕发，看上去年轻了好几岁。周围的人也都说他们和以前相比，好像变了个人。

练功为什么能美容呢？

练功主要指练精、气、神。古人说："精满则气壮，气壮则神旺，神旺则身健，身健则少病，内则五脏敷华，外则肌肤润泽，容颜光彩，耳目聪明，老当益壮矣。"

现代医学研究也证实，练功对大脑具有保护作用，可减少有害刺激，延缓自然衰老过程。练功还可调节内分泌功能，特别是可改善五脏六腑的功能，使全身器官趋于平衡统一。

常练美容功可以促进机体新陈代谢，增进食欲，改善睡眠，使人精力充沛，还可以使全身气血通畅，皮肤保持原有的弹性，使面部皮肤红润光滑。尤其改善了面部和全身皮肤的微循环系统，故能根治雀斑或黄褐斑。

◇练功姿势

（1）平坐式

坐在方凳或椅子上，但背部不能靠在椅背上，头颈正直，松肩含胸，腰部自然伸直，腹部放松，平稳，不要晃动。两脚着地，平行分开，距离与肩同宽。两手轻轻放在腹前，两手腕靠在两大腿根部（图5-21）。

（2）自然盘坐式

盘腿坐在床上，如坐在地上，可在身下铺一软垫。上半身与平坐式姿势相同，身体略向前倾。

盘坐式的方法是：将两腿交叉盘起，左腿在里，右腿在外。或者右腿在里，左腿在外均可。两手放的位置及相握的方法与平坐式相同。

两手相握的方法是：右手拇指和右手示、中指轻轻接触，形成核桃大小的拳眼。然后，将左手拇指伸进右拳眼，并轻轻按在右手心劳宫穴上，其余左手四指在右手下面轻握右手或右手在下轻握左手（图5-22）。

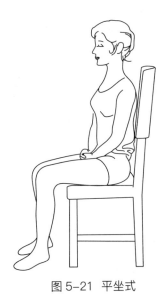

图 5-21　平坐式

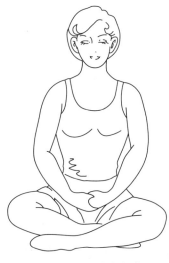

图 5-22　自然盘坐式

这两种练功姿势中，自然盘坐式的练功效果最好。所以，能采用自然盘坐式的最好采用这一姿势练功。如不能采用，可采用平坐式。平坐式的练功效果也较好，而且也很方便，家里、户外、教室、办公室等场地均可练习。

这两种练功姿势，既可以任选一种练习，也可以两种姿势交叉练习。

◇练功方法

摆好练功姿势后，就可以练功了。

第一步

首先，眼睛平视正前方一目标，尽量使心平静下来，心平气和。精神集中地看一固定目标 5 ～ 15 秒。

然后，将目光慢慢收回来，眼睛慢慢闭合，微闭，不要用力。口微闭，舌尖轻轻抵住上腭。

全身放松，平静自然，面带微笑。最好用腹式呼吸，鼻呼鼻吸，呼吸均匀、深长。

练功开始时，慢慢默念 3 遍："全—身—放—松—"，同时想象全身放松。

然后，什么也不要再想象了。练功中，尽量使心情平静下来，排除一切杂念，不想任何事情，也不意守身体任何部位。大脑空如一张白纸，做到"松、静、空"。

练功一段时间后（一般 10 ～ 30 分钟就有效果），两手心和手指会发热、发麻、发胀，这都是"得气"的好现象。有人头顶百会穴、手心劳宫穴和脚心涌

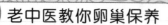

泉穴等穴位有跳动之感，腹部丹田有发热感。另外，可能身体也会轻微晃动，甚至还会抖动等。这也是正常现象，不要紧张，应继续心平气和地练习，这些晃动和抖动就会慢慢停下来。

需要指出的是，练功中没有出现以上几种现象，不要刻意去追求，应顺其自然。

这样坚持练功 10 ～ 30 分钟（根据自己的体质情况而定），当然练功时间长一些，效果会更好，手心热感明显后，就可以按以下方法做第二步了。

第二步

除两手外，其他部位保持姿势不变，将两手慢慢松开，两手慢慢抬起，向脸慢慢靠拢，最后，将两手轻轻捂在脸上（图 5-23）。

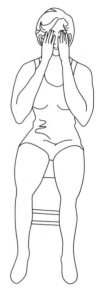

图 5-23 捂脸动作

由于手心已有热感，不一会儿，脸也有了热感，这时要加意念（自我暗示），可以默想一些有利于美容的语言。

默想的内容如下。

• 如果你还很年轻，脸上还未出现皱纹，默想的内容是："我的面部皮肤肯定比以前光滑红润了，眼睛更加明亮有神了"等。

• 如果你的脸上已经有了细小的皱纹，默想的内容是："我脸上的皱纹肯定消失了，面部皮肤光滑红润了"等。

• 如果你脸上皱纹已很明显，甚至很多、很深。默想的内容是："我脸上的皱纹肯定减少了，面部皮肤也比以前光滑红润了"等。

• 如果你脸上有雀斑，默想的内容是："我脸上的雀斑肯定不明显了"等。

• 如果你脸上有黄褐斑，默想的内容是："我脸上的黄褐斑肯定不明显了"等。

两手捂在脸上保持不动，反复默想 5 分钟左右，感觉两手累了，就可以按以下方法收功了。

◇收功方法

收功时，将两手慢慢往下放，向腹部靠拢，右手心贴在气海穴处，左手放在右手背上，两手同时用力，按顺时针方向揉腹 3 圈（图 5-24）。然后，将两手分别轻轻放在两大腿上，手心朝下，眼睛慢慢睁开，收功完毕。

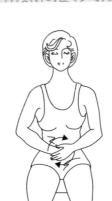

图 5-24 收功方法

◇练功时间

每天可练习 1 ～ 3 次，每次 10 ～ 30 分钟。

◇练功作用

（1）经常练习本功法，美容润肤效果非常好。面部没有皱纹的人，可以延缓皱纹出现；已经有皱纹的人，可以减少面部皱纹。面部没有雀斑或黄褐斑的人，经常练习本功法，可防止雀斑或黄褐斑出现；已经有雀斑或黄褐斑的人经常练习本功法，可根治雀斑或黄褐斑。

（2）常练本功法还可以使眼睛明亮有神，视力改善，容光焕发，面部皮肤光滑红润，并使人头脑清醒，思维敏捷，记忆力增强，精力充沛。

（3）常练本功法不但美容润肤效果好，而且与其他传统养生功、健身功一样，还具有强身健体、防治疾病的作用。常练此功，可防治头痛、头晕、视力下降、失眠、神经衰弱等。

（4）只要每天坚持练功 10 ～ 15 分钟就有较好的美容效果。这对于每天学习、工作繁忙，家务事多的女性朋友来说，还是能够坚持的。当然，每天坚持15 ～ 30 分钟或更长时间，效果会更好。

◇注意事项

（1）练完功后，可站起来走动走动，休息一会儿，如有时间和兴趣，还可再接着练功。

（2）每天可练功1次或几次。

（3）每次练功，默想的语言一定要相同。这样，久而久之，就形成了条件反射，就会形成意念在体内发生作用，达到良好的美容效果。

（4）有的人，尤其是体质差、气血不足、平时手脚冰凉的人，练功初期，可能手心没有温热感。不要着急，也不要一味追求温热感。一定要坚持继续练功，随着练功的深入，打通经络，气血通畅，体质增强，这种感觉就会自动出现，并且越来越明显。

点穴按摩美容和美容功的不同之处在于：点穴按摩美容是从外往里发生作用的，而美容功是从里往外发生作用的。

一位某歌舞团女演员，由于演出较多，休息不好和其他原因，患上了神经衰弱症，常失眠、多梦、精神不振等。而且出现了气色不好、眼大无神、面部皱纹明显的症状，并有少量的雀斑。经人介绍，特来求治。

笔者用中医点穴按摩神经衰弱治疗术和美容术为其综合治疗几次，期间教会她本书中介绍的"静坐功""美容功"和"催眠健身功"等功法，嘱其每天抽空自行练习。

这位女演员仅仅练习了1个多月，就收到了满意的效果，不但治愈了神经衰弱，睡眠良好，身体素质明显提高，精力充沛，而且用她自己的话说："收到了意外的美容效果，面部皮肤光滑红润，面部皱纹和雀斑已不明显，尤其眼睛水汪汪的，特别明亮有神。"

一位50多岁的中国香港女士，面部皮肤粗糙不光滑，而且，面部皱纹较多较深，尤其前额抬头纹、眼角鱼尾纹和嘴角法令纹都非常明显。在北京旅游期间，经友人介绍，特来求治。

笔者用中医点穴按摩美容术为其治疗一次后，当时就有一定的美容效果：眼睛更加明亮有神，面部皱纹也略有减少。

这位中国香港女士对当场见效的美容效果非常满意，更增强了练功美容润肤的信心。满怀希望地跟笔者学会"美容功"和"自我点穴按摩美容术"以后，回香港认真练习了仅仅1个多月就收到了显著的美容润肤效果，面部皮肤光滑红润、细腻，眼睛明亮有神，面部皱纹也明显减少。家人和周围的人都说她现在像40多岁的人，年轻了10岁。

现在，一些爱美的女士，为了使自己脸蛋更漂亮、更迷人一些，常常选择去医院做美容整形手术。殊不知，只要是手术，就有一定的风险。

近年来，中央电视台和一些省市电视台已经报道过许多次了，一些人做了美容手术后，后悔不迭的有之，留下后遗症、终日痛苦不堪的有之，眼睛失明的有之，丢掉性命的有之。

其实，完全可以不动手术，采用非手术的纯自然疗法，即练美容功和自我点穴按摩，使自己更美、更漂亮、更迷人一些。而且，非常安全有效，无任何副作用。

一位 22 岁的江苏姑娘，脸有些胖，尤其下巴很圆、脸部赘肉很多。为了减掉脸上多余的肉，使下巴变长变尖一些。本打算去医院做美容整形手术，后来听了北京的一位亲戚介绍，特来笔者处求治。

笔者用中医点穴按摩美容术和瘦脸术为其综合治疗了一个疗程，这位姑娘明显感到面部皮肤光滑红润，脸也瘦了一些，高兴异常，信心大增。

为了尽快达到她瘦脸、下巴变尖的理想美容目标，笔者还教会她"美容功"和"自我点穴按摩瘦脸术"，嘱其回江苏后，一定要坚持自我练习两三个月。

两个月后，这位姑娘寄来一封感谢信和近照。她在信中说："敬爱的杨老师，非常感谢您为我美容治疗和教授我美容功法，使我终于得到了我最想要的美容效果。这张照片是我昨天刚照的，您仔细看一下，现在的我是不是脸瘦多了？是不是下巴变尖了？过去人们都说我像一个'胖大嫂'，现在都夸我像章子怡……"

7. 丰胸健美功

◇丰胸原理

（1）刺激雌激素分泌，促进乳房发育：女性乳房的发育是受雌激素控制和影响的。一般情况下，第一性征发育不良的少女，第二性征的发育往往也不充分。丰胸健美功的主要作用是调节人体内部的功能。通过练习本功法可改善脑垂体的功能，进而改善雌激素对身体的影响，促进乳房的健康发育。

（2）疏通乳房气血，丰胸健乳：丰胸健美功使乳房和整个胸部经络气血通畅，改善乳房组织的气血供应功能，使乳房更加坚挺，愈加丰满。

（3）改善胸部"宗气"运行，促进乳房丰满健美：中医学认为，胸部是"宗气"所居之处。宗气是由饮食中的水谷精气和吸入的自然之气结合而成的，是一种积聚于胸中，搏动不休的"大气"。"宗气"是推动肺的呼吸，推动营气和血脉运行的动力。所以，当"宗气"虚时，呼气气短、声音低微、乳房松弛下垂，甚至血脉凝滞。

现代医学认为，胸部有血液循环系统的关键部位——心脏和呼吸系统的关键部位——肺脏，两脏器在生命活动中具有重要的生理功能。丰胸健美功不但能使心胸开阔，心平气和，还可以使乳房丰满健美。更重要的是能改善肺的功能，促进身体健康。

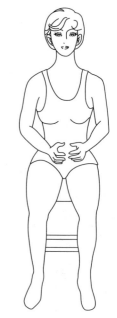

图 5-25 丰胸健美功练功姿势

◇练功姿势

本功法采用平坐式，即坐在方凳或椅子上，但背部不能靠在椅背上，头颈正直，眼平视前方，口微闭，舌尖轻轻顶住上腭，松肩含胸，腰部自然伸直，腹部放松，臀部的一半左右坐在凳上，平稳，不要晃动。两脚着地，平行分开，距离与肩同宽。双手放腹前，两手心相对，距离有本人一拳大小，两手十指微屈、放松。想象两手抱一小球，球的直径相当于本人一拳大小，两手不要接触。目视前方，排除杂念，面带微笑（图5-25）。

◇呼吸方法

本功法采用自然呼吸法，就是你平时怎么呼吸，练功时仍然怎么呼吸。自然呼吸法就是平常所说的胸式呼吸，这是不受意识控制的自然呼吸。呼气时，胸部缩小，吸气时，胸部扩张。

练功时，呼吸要自然、深长、均匀而柔和。

◇练功方法

第一步：基本功

摆好练功姿势后，就可以练功了。

首先将平视的目光慢慢收回来，慢慢闭上眼睛。全身放松，松静自然。面带微笑，排除杂念，尽量使心平静下来，不想任何事情，使自己进入一种特有的全身放松、心平气和的练功状态。

慢慢默想 3 遍："全—身—放—松—"。然后，想象两手抱着一个金光灿灿的小球，散发着金黄色的光芒。

练功中，吸气时，想象着这个小球慢慢变大，同时两手慢慢分开，两手分开时的最大距离同肩宽（图 5-26）。

呼气时，想象着这个球慢慢变小，同时两手慢慢合拢，但两手不要接触，两手心的距离有本人拳头大小。

呼吸要深长、慢一些，两手开合的动作也随着呼吸慢一些，越慢效果越好。

就这样反复练习 10 ～ 30 分钟（一般最长时间为 30 分钟），就会感到两手心发麻、发胀、发热。有的人会感到真像抱着一个球似的，两手不容易

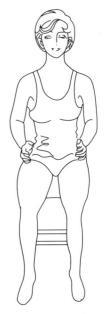

图 5-26 吸气动作

合拢，也不容易分开，像有某种磁力。这就是气感，这是"得气"的好现象。当然，有的人，一开始练没有这种感觉，也有的人练几天也没有。说明这些人得气慢一些，不要着急，继续认真练习，就会"得气"。

另外，没有这种感觉的人，不要刻意追求，练功时不要去想，要顺应自然，随着继续练功，这种感觉就会自动出现。

第二步：运气按摩

练习第一步 10 ～ 30 分钟，两手有气感后，不要停，就可以接着练习第二步了。

两手抱着球不动，两手尽量靠近些，但两手不要接触，想象两手抱着的球，不但金光灿灿，而且发热。想象一会儿后，将两手慢慢向外转动，两手心朝上，同时想象将这个"球"一分为二，一手托着一个。然后，将两手慢慢抬起，向乳房靠拢。左手靠近左乳房，右手靠近右乳房。手与乳房的距离约半寸左右，手心劳宫穴正对着乳头，但两手不要接触乳房或胸部皮肤（图 5-27）。

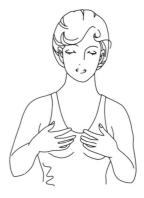

图 5-27 运气按摩

想象手上这个"球"和乳房合为一体。然后运气按摩。

运气按摩时，两手不要接触乳房，两手同时向内慢慢转动 9 次，向外慢慢转动 9 次，再同时向内慢慢转动 9 次，向外慢慢转动 9 次，共 36 次。动作越慢，效果越好。

运气按摩时，同时想象两乳房发热、发胀、增大。

◇收功方法

做完第一、二步后，就可以收功了，收功时，将两手慢慢放在腹部气海穴处，右手在里，左手在外，左手心贴在右手背上，两手同时按顺时针方向揉腹 3 圈（图 5-28）。然后将两手慢慢放在大腿上，手心朝下。将眼睛慢慢睁开，收功完毕。

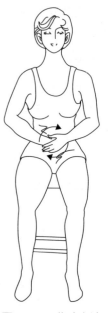

图 5-28　收功方法

◇练功时间

每天可练习 1 ～ 3 次，每次 10 ～ 30 分钟。

◇练功作用

（1）只要每天坚持练习本功法 15 分钟左右，就可以收到比较明显的丰胸健美效果。这对于每天学习紧张、工作繁忙和家务事多的女性朋友来说，还是可以做到的。当然，如果每天坚持练习半小时左右，效果会更好。

（2）本功法不但能丰胸健美，还具有美容润肤、强身健体或防病治病等作用。

常练本功法可防治一些常见的乳房疾病以及胸闷、气短、食欲不振等症状，对心脏病也有一定的防治作用。

（3）经常练习本功法，就会明显地感觉到人体生物磁场磁感应力增强（详见本章第三节"浅说磁场"）。尤其练习本功法"第一步基本功"时间久时，感觉真像两手抱着一个"圆球"似的。练功练到一定程度，两手想分，又分不开，想合，又合不拢，感觉两手之间的磁场特别强。那种感觉，真是特别美妙和神奇。

◇注意事项

（1）本功法最好在自己的住处练习，心里较安静、坦然，练功时间可选在晚睡前或其他时间。

（2）练功前，要松开腰带，摘掉手表、手镯、戒指之类的东西。最好关掉手机。

（3）夏天天热练功时，可不穿上衣练功。天凉时可穿柔软贴身的内衣。冬天天冷练功时，可穿暖和些，以免着凉。

（4）练功时，要精神放松，同时不要受外界影响。在家里练功时，要事前跟家人讲明，不要受干扰。

（5）夏天不管多热，严禁在电风扇前或空调出风处练功，也不要练功后，立刻到电风扇前或空调出风处吹风，以免受风着凉。

（6）头痛、胃痛和腹痛时，以及经期、孕期时均不宜练功。

（7）饭后半小时内，喝酒后，吵架生气后，均不宜练功。

（8）练功要有信心、恒心、耐心和决心，不要急于求成，更不要半途而废。开始练功时，时间长不了，不要着急，能坚持 10 分钟左右就可以，慢慢增加练功时间，最后增加到半小时左右。坚持每天练 1 ～ 3 次，每次 15 ～ 30 分钟，就有较明显的丰胸健美效果。

（9）患有精神分裂症、癔症、躁狂症或抑郁症等精神障碍者不宜练习本功法。

（10）练本功法丰胸时，如果再配合本书中介绍的"扩胸操""床上俯卧撑"和"自我点穴按摩丰胸术""丰胸食谱"，丰胸健美效果会更快、更好。

一位 22 岁的女大学生，胸部扁平，身高 1.65 米，胸围只有 81 厘米，与 88 厘米的标准胸围相差 7 厘米，非常自卑和着急。经人介绍，特来求治。

笔者用中医点穴按摩丰胸术为其治疗 1 个多月（每周治疗两三次），又教会她本书中介绍的"丰胸健美功""马步冲拳""扩胸操""床上俯卧撑"和"自我点穴按摩丰胸术"，嘱其每天自行练习。

经笔者的丰胸治疗和她本人的自行练习，胸围增大了 6.5 厘米，现在胸围 87.5 厘米，这位女大学生非常满意。

一位 30 多岁的女演员，下半身较健美，臀圆腿长；上半身消瘦，臂细胸小。曾用多种方法丰胸，效果不明显。还打算到韩国去做丰胸手术。经人介绍，特慕名前来求治。

笔者用中医点穴按摩丰胸术为她治疗了 2 次。但这位女演员平时非常忙，没时间经常来治疗。笔者就教会她以上丰胸方法，嘱其每天抽空坚持自我练习。

这位女演员坚持练功 2 个多月，不但完全达到了她所期望的丰胸健美要求，而且，体质明显增强，精力充沛，面部皮肤光滑红润，气色特别好（图 5-29）。

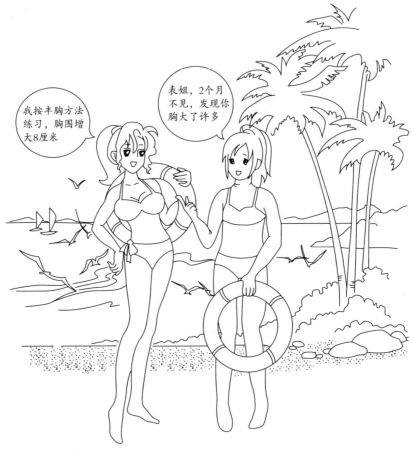

图 5-29　练功作用

8. 静坐功

◇练功姿势

（1）自然盘坐式

盘腿坐在床上，如坐在地上，可在身下铺一软垫。

盘腿坐的方法是：将两腿交叉盘起，左腿在里，右腿在外，或者反之均可。

头颈正直，松肩含胸，松开腰带，腰部自然伸直。两手轻轻相握放于腹前，两手腕靠在两大腿根部。

两手相握的方法是：右手拇指和示指、中指轻轻接触，形成相当于核桃大小的拳眼。然后，将左手拇指伸进右拳眼，并轻轻按在右手心劳宫穴处，其余左手四指在右手下面轻握右手或右手在下轻握左手（图 5-30）。

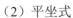

（2）平坐式

坐在方凳或椅子上，但背部不能靠在椅背上，头颈正直，松肩含胸。腰部自然伸直，腹部放松，平稳，不要晃动。两脚着地，平行分开，距离与肩同宽。两手放的位置及相握的方法与自然盘坐式相同（图 5-31）。

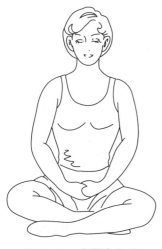

图 5-30　自然盘坐式

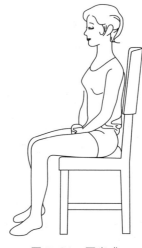

图 5-31　平坐式

这两种练功姿势中，自然盘坐式的练功效果最好。所以能采用自然盘坐式的最好采用这一姿势练功。

如读者不能盘坐，可采用平坐式，平坐式的练功效果也较好，也很方便，住处、室外均可练习。

以上这两种练功姿势，既可以任意选择一种，始终保持同一姿势练习，也可以两种姿势都采用，交叉选用练习。

◇练功方法

摆好练功姿势后，就可以练功了。

首先，眼睛平视正前方一目标，尽量使心平静下来，心平气和，精神集中地看一固定目标 5 ～ 10 秒。

然后，将目光慢慢收回来，眼睛慢慢闭合，微闭，不要用力。口微闭，舌尖轻轻顶住上腭。

全身放松，松静自然，面带微笑。用腹式呼吸，鼻呼鼻吸，呼吸均匀、深长。

练功开始时，采用自然盘坐式的读者，想象自己盘坐在绿草地上。采用平

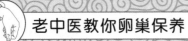

坐式的读者，想象绿草地上放一把椅子，自己坐在椅子上练功。

不论采用哪种姿势，均想象上面是蓝蓝的天空，地面上都是几厘米高的绿草。自己前、后、左、右都是参天大松树，周围散发着大自然花草树木的清香。自己周围没有任何建筑物，没有任何人、动物及任何物品，只有自己安安静静、舒舒服服地坐在草地上练功。

把这一切都想象清楚之后，就不要再想象了。在练功中，不想任何事情，也不意守身体任何部位。大脑空如一张白纸，做到"松、静、空"。

练功久了，两手心和手指会发热、发麻、发胀，这都是"得气"的好现象。头顶百会穴、手心劳宫穴、小腿足三里穴、脚心涌泉穴等穴位处有跳动之感。

另外，可能身体也会轻微晃动，甚至还会抖动等。这也是正常现象，不要紧张，应继续心平气和地练习，这些晃动和抖动就会慢慢停下来。

◇收功方法

两手同时慢慢松开，慢慢向腹部靠拢，右手心贴在气海穴处，左手放在右手背上。两手同时按顺时针方向揉腹3圈（图5-32）。然后，将两手慢慢放在大腿上，手心朝下。眼睛慢慢睁开，收功完毕。

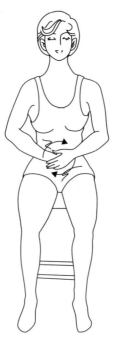

图5-32　收功方法

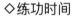

◇练功时间

每天可练习 1～3 次，每次 15 分钟以上。

◇练功作用

古人云："天有三宝日、月、星；人有三宝精、气、神。"

久练本功法，可使精满、气壮、神旺和身健。

本功法属静功，"静中求动"。练功久了，就会内气充足。内气就会在体内循经运转，还会通小周天（即任脉、督脉相通）。若继续修炼，还会通大周天（即全身经脉、奇经八脉全通）。

大、小周天相通之后，若继续不断修炼，体质越来越强，精神和气色会越来越好，功力也会越来越高。

常练本功法，还会对失眠、健忘、精力不足、神经衰弱、肠胃病、慢性肝炎、高血压、心脏病、痛经、月经不调、卵巢早衰和腰腿痛等慢性病有很好的防治作用。另外，还有美容润肤、明目、健脑、增强记忆和开发智力之功效。青少年练习本功法，还有增高的作用。

青少年经常练"静坐功"，可使记忆力更好，有利于学习成绩和工作效率的提高。中老年人经常练"静坐功"，可增强记忆力，延缓大脑萎缩、记忆力减退，延缓衰老，健身长寿。

所以，不但成年人练功受益很多，孩子从小练功，更会有很多好处，使其终身受益。

一位中年女性，虽然平时也注意锻炼身体和保养，但由于每天工作太忙，家务事多等原因，每天总感精力不足，尤其记忆力明显下降，气色不好，面部皱纹很明显。特别是，每天中午必须睡一大觉。否则，下午根本没有精神工作和干家务活。几年来，共吃了几万元的多种营养保健品、使用了数不清的国内外知名护肤品，毫无效果。经人介绍，特来求治。

笔者教会她本书中介绍的"马步冲拳""静坐功""美容功"和"催眠健身功"等功法。并建议她：白天在室内或室外抽空练习几分钟"马步冲拳"，以后不要午睡了，中午练习半小时左右"静坐功"，晚上睡觉前，先坐在床上练习一会儿"美容功"或"静坐功"，困了，马上躺下接着练习"催眠健身功"，然后接着入睡。

这位女性按笔者教的方法练习了仅仅两个多月，就收到了非常显著的效果。她激动地打来电话讲："杨老师您教我的功法真好！每天占用不了多少时间，但

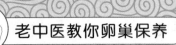

是，长功快，得气快，效果好。通过两个多月的练功，我感觉又回到年轻时的样子。我现在感觉浑身有使不完的劲，精力充沛，头脑清醒，记忆力增强，和30多岁时差不多。周围的人都夸我，现在气色特别好，面部皮肤光滑红润，皱纹也不明显了，红光满面。让我想不通的是，中午坐着练功半小时，为什么反而比躺着午睡一两个小时效果还好呢？"

根据笔者几十年练功经验和无数国内外徒弟、学生练功经验，无数事实证明，只要真正静下心来，练"静坐功"半小时，休息大脑和调养"精、气、神"的效果，比躺着睡觉2个小时还要好；练"静坐功"2个小时，比躺着睡觉8个小时还要好。

一位清华大学学生，眼睛近视，视力0.2，已配戴眼镜6年，在班里学习成绩居中下等水平。跟笔者学练"马步冲拳"和"静坐功"等功法几个月。不但身体练得匀称健美，而且眼睛明亮有神，红光满面，视力提高到了0.4，自感精力充沛，智力提高。期末考试，学习成绩明显提高。

上海一位11岁的小学生，眼睛近视，视力0.6，已配戴眼镜1年多。趁来北京旅游的机会，家长带她来笔者处治疗。笔者用中医点穴按摩术为她治疗一个疗程，视力提高到了0.8。又教会她本书介绍的"静坐功"和"自我点穴按摩明目术"，嘱其回上海后，一定要坚持每天练习。

3个月后，她母亲打来电话讲："通过杨老师您的治疗和我女儿自己坚持练功，效果还是不错的。她的视力已经恢复到了1.2。摘掉了近视眼镜，上学再也不用戴眼镜了。还有一个意外的事情告诉您，过去我女儿学习成绩总是中等，在班里排名总是第十五六名。这次期中考试，她一下子往前提到了第7名。我太感谢您了，杨老师……"

一位北京高三学生，过去记忆力一直较好。进入高三后，由于准备高考，学习紧张、作业多、休息不好等原因，记忆力越来越差。其家长很着急，怕影响了孩子考大学，先后为其买了几千元的号称能"补脑子、增强记忆力"的所谓高级营养保健品，连吃了几个月也毫无效果。经人介绍，特来求治。

笔者用中医点穴按摩术为其治疗了几次，以疏通经络，畅通气血，改善脑供血状况。又教会他本书中介绍的"静坐功"和"催眠健身功"等功法。并建议他，在家写作业累时就练一会儿"静坐功"，收功后接着写作业。每天晚上睡觉前，先练一会儿"静坐功"，再躺在被窝里练"催眠健身功"，接着入睡。

这位高三学生按笔者教的方法，仅仅练功1个多月，就收到了显著的效果，

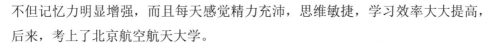

不但记忆力明显增强，而且每天感觉精力充沛，思维敏捷，学习效率大大提高，后来，考上了北京航空航天大学。

一位北京65岁的离休老干部，患高血压病多年，常年服降压药物。近年来，记忆力明显减退，见到熟人，常叫错人家名字，张冠李戴。看电视新闻，也知道这位是国家主席，那位是国务院总理，这位是美国总统，那位是日本首相。就是想不起来人家的名字。想想自己离休前工作认真出色，再看看现在的自己，离休后，在家休息刚刚5年，就快成"废人"了，感到非常痛苦和无奈。吃了许多号称能"补脑、健脑，增强记忆力"的所谓补药和保健品，也毫无效果。经人介绍，特来拜笔者为师，学练功法。

笔者根据这位老干部的情况，教会他本书中介绍的"太极推掌功""静坐功""催眠健身功"和"降压功"。并建议他：白天在家或在公园多练几遍"降压功"和"太极推掌功"。晚上睡觉前，先坐在床上练会儿"静坐功"，然后躺在被窝里练"催眠健身功"，接着入睡。并且，以后不要午睡，每天中午在家练习"静坐功"代替午睡。

笔者还手把手教会他"自我点穴按摩降压术"（详见笔者另一著作《图解常见病自我点穴疗法》）配合练功。

这位老干部按笔者教的方法，仅仅练功两个多月，就收到了显著的降压、明目、醒脑和强身健体等效果。不但血压恢复了正常，从此不再服用降压药。而且，记忆力明显增强，视力也有所提高。他非常感激地打来电话讲："现在，家里人和周围的人都夸我满面红光，精神状态特别好。我也感觉自己精力充沛，浑身有劲，走路轻松，大脑清醒，好像又回到50多岁时的样子，年轻了10岁。现在回想起来，这些年，我真是太傻了。傻乎乎地吃了这么多年毫无作用的补药和保健品。要是早几年认识您杨老师，早几年练功该多好啊！……"

9. 催眠健身功

◇练功姿势

仰卧在床上，枕头高低和平时睡觉相同。如在被窝里练功，请先盖好被子。

上肢自然伸直，肘关节略屈。两手放身旁两侧，手心朝下。下肢也自然伸直，两脚自然分开，与肩同宽，足尖自然外展呈八字分开。目视天花板，排除杂念，心平气和（图5-33）。

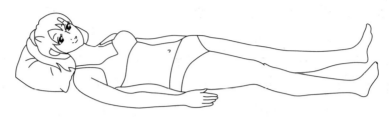

图 5-33　催眠健身功

◇练功方法

摆好练功姿势，心静下来后，就可以练功了。首先目视天花板。如果晚睡前练功，关灯后，屋里很黑，看不清，也要看。然后想象眼睛看透天花板，想象看到天上无数颗星星和宇宙太空美好的景色。这样想象 5 ~ 10 秒后，将目光慢慢收回来，眼睛慢慢闭上，微闭，不要用力。口微闭，舌尖轻轻顶住上腭。全身放松，松静自然，面带微笑。

然后，深呼吸 18 次，深呼吸时，仍用腹式呼吸。吸气时，腹部慢慢鼓起，鼓到最大限度，意念集中在腹部。呼气时，腹部慢慢往里缩，缩到最小，意念也集中在腹部。

深呼吸 18 次后，就不要再做深呼吸了，恢复一般的腹式呼吸。呼吸要均匀、自然、柔和。

慢慢默想 3 遍："头—部—放—松—。"同时整个头部放松。

慢慢默想 3 遍："脖—子—放—松—。"同时整个脖子放松。

慢慢默想 3 遍："肩—背—放—松—。"同时整个肩背放松。

慢慢默想 3 遍："胸—部—放—松—。"同时整个胸部放松。

慢慢默想 3 遍："腰—部—放—松—。"同时整个腰部放松。

慢慢默想 3 遍："胯—部—放—松—。"同时整个胯部放松。

慢慢默想 3 遍："大—腿—放—松—。"同时整个大腿放松。

慢慢默想 3 遍："膝—关—节—放—松—。"同时整个膝关节放松。

慢慢默想 3 遍："小—腿—放—松—。"同时整个小腿放松。

慢慢默想 3 遍："两—脚—放—松—。"同时两脚放松。

最后，再慢慢默想 3 遍："全—身—放—松—。"同时全身放松。

这时，全身上下，所有部位，大脑、内脏都已放松，不知不觉进入一种从未有过的浑身轻松、舒服、似腾云驾雾的美好感觉。这时，什么都不要想了，朦朦胧胧，很容易入睡。

本功法不收功，一般练着练着就睡着了。习惯于侧身睡的读者朋友，练完功后，如睡不着，可以改为你习惯的侧身睡。翻身时，尽量慢慢翻，最好仍保留着那种特有的放松状态。

◇练功时间

每次练功时间最好选在晚睡前，一般练功中或练功后就能入睡。习惯于午睡的读者朋友也可以在午睡前练习。在其他时间里，运动员在训练或比赛后，学生在紧张的考试后，演员在演出后，外出回家以及繁重的体力劳动或脑力劳动后，都可以躺在床上练一会儿本功法，能迅速放松身体，解除疲劳，恢复精力和体力。

◇练功作用

女性若经常失眠，易引起卵巢早衰，对容貌和健康危害很大。以往，人们患了失眠症，往往想到服用安眠药或其他药物。其实，这类药物都有程度不同的不良反应。偶尔服用几次倒也无妨。若长期服用，不但治标不治本，根治不了失眠，而且，对脑神经系统和身体健康都有影响。

我们提倡采用非药物疗法，即纯自然疗法治疗失眠。"催眠健身功"就是治疗失眠的最理想的纯自然疗法。

人的一生大约有 1/3 的时间在睡眠中度过。我们的祖先很早就发现睡眠中也能练功治病，因而总结了很多种"睡功"练习方法。"睡功"古称之"睡仙"。"睡功"与"睡眠"有着本质的不同。练习睡功，可调节体静、脑静，而内脏在动，达到动静相兼，阴阳平衡，调息养神，祛病保健之效果。经常练习以上介绍的"催眠健身功"，又称"放松睡功"，可放松大脑，放松身体，解除疲劳，恢复精力和体力，防病治病，安身养心，延年益寿。

另外，常练本功法对高血压、心血管疾病、失眠、神经衰弱、腰腿痛、坐骨神经痛、帕金森病、月经不调、卵巢早衰、更年期综合征等病有良好的防治作用。

笔者从 1988 年至今，将本功法传授给了许许多多的国内外人士。他们都反映，认真练习几天，就会有明显的催眠效果，练习十几天效果更好。有的人练习若干天后，常常刚刚躺下就睡着了，一觉睡到天亮，很少做梦。早晨醒来，倍感身体轻松，头脑清醒，耳聪目明，精力充沛（图 5-34）。

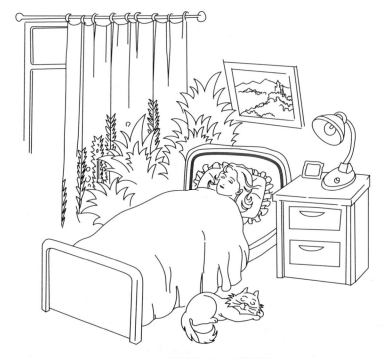

图 5-34　经常练功，促进睡眠

一位 30 岁的北京女士，严重失眠，每天晚上躺 1 小时左右才能睡着。用她自己的话说"做一晚上的梦"。由于睡眠不好，第 2 天早上起床后，头痛、头晕、浑身无力。而且眼大无神、面部皱纹和雀斑较多，还患有肾虚腰痛和月经不调等病。中药、西药吃了 1 年多，不但未见好转，而且，体质越来越差了。一个偶然的机会听了一位病友的介绍，特慕名前来求治。

笔者用中医点穴按摩催眠术、美容术和治疗肾虚腰痛、月经不调的方法为其综合治疗 3 个疗程共 18 次，痊愈。

治疗期间，教会她本书中介绍的"静坐功""催眠健身功""马步冲拳"和"催眠健身操""自我点穴按摩催眠健身术"，嘱其每天坚持练习。

通过笔者的治疗和她本人的认真练功，不但完全治好了她的失眠症，现在她吃得香、睡得香、入睡快，很少做梦。而且，身体素质明显提高，精力充沛，眼睛明亮有神，面部皮肤光滑红润，皱纹和雀斑也不明显了，肾虚腰痛和月经不调等病也完全治好了（图 5-35）。

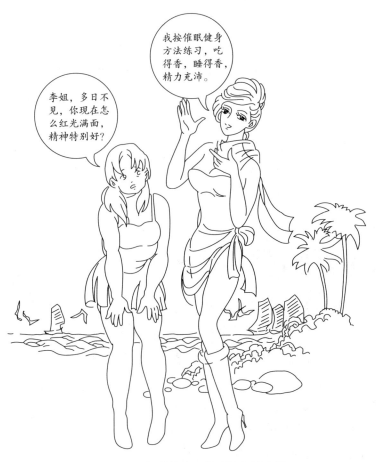

图 5-35　经常练功, 催眠健身效果好

　　这位女士对在场的其他患者感慨地说: "真没想到, 这种无药物疗法的催眠健身和治病效果这么好! 治病彻底, 无痛苦, 无不良反应。还强身健体、美容润肤明目, 真是一举多得。这种效果是世界上任何药物、任何营养保健品、任何美容护肤品, 都达不到的。"

　　◇小结

　　(1) 本功法因躺着练功, 不但不累, 而且很舒服, 练功中或练功后很容易入睡。并且入睡后, 练功效果还在延续着, 还在起作用。个别人, 如失眠、神经衰弱者, 练功后, 可能还是睡不着, 在这种情况下不要着急, 也可以重复再练一遍或二三遍。

　　(2) 练本功法熟练者, 可能没有练完, 只练到一半, 例如, 刚默想到腰部

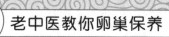

放松就已经入睡了。甚至有人可能刚摆好练功姿势，或只想了一遍头部放松就睡着了。这也是正常现象，没有必要强打精神非练完不可，还是顺其自然为好。

（3）练本功法两三个月后，如果读者朋友想再提高自己的练功水平和效果，可练习"秘传道家养生长寿功"中的"高级睡功"。（详见笔者练功专著《中医养生防病健身法》）。

（4）患有失眠或神经衰弱的读者练习本功法的同时，如果再配有"自我点穴按摩催眠术""催眠健身操"和"催眠食谱"，催眠养生效果会更快、更好、疗效会更好。（这3种方法详见笔者另一著作《这样催眠最有效》）。

八、练功注意事项

练习"女性养生健美功"要树立"三心"，既要有练好功的决心，更要有战胜疾病、增强体质、青春常驻、身体健美的信心和坚持练功的恒心。

练功时要精神放松，同时不要受外界影响。在家里练功时，要事先跟家人讲明，不要受干扰。

饭后半小时之内，喝酒后、吵架生气后均不要练功。

头痛、牙痛、腹痛、身体不舒服时不要练功。

如遇恶劣天气或处于危险环境中时暂不要练功。

经期除"丰胸健美功"不要练习以外，其他8种功法都可以练习。不过不要太累，练功时间也不要太长。

夏天严禁在电风扇前或空调出风处练功，也不要练功后，立刻到电风扇前或空调出风处吹风，以免受风着凉。

在家里练功时，要远离冰箱、电视、电脑、空调、电暖气等家用电器。

练功前最好排空大、小便，取下眼镜、手表、戒指和手镯等物品，以方便练功。要安定心神，保持心情舒畅、精神愉快。这样，能较快进入练功状态。

患有失眠、神经衰弱的读者，练习"静坐功"和"催眠健身功"的练功时间最好选在晚上入睡前，一般练会儿功后，更容易进入梦乡。

在练习"马步冲拳"这种较用力的武功功法时，可以将腰带扎紧，也可以从体育用品商店买一条"练功带"扎上，像武术运动员似的。练功时，"练功带"

扎紧扎牢，练功效果更好一些。在练习其他功法时，腰带要松开。

由于许多功法在练习时要求舌轻抵上腭，有增加唾液腺分泌作用。而唾液的增加，是练功效果好的一种表现。

我国古代中医养生家对唾液很重视，把练功中出现的唾液称为"琼浆""甘露""金津""玉液"等。

练功时唾液增多，可以帮助消化，促进食欲，对健身养生很有好处。唾液多时，千万不要随便吐掉，应慢慢地吞咽下去，并用意念将它送到腹部丹田。丹田的准确位置，详见本章"浅说丹田"。

初练"马步冲拳"功法时，可能有些人会有些两腿酸痛，还有的人会两臂酸痛。这都是正常的生理反应，说明平时参加体育锻炼少，初练武功，身体还不适应。就像有的人，平时从来不跑步，刚练跑步几天，两腿有些酸痛一样。这都是正常的，没必要大惊小怪。继续坚持练习，身体就会适应，一些反应也会随之消失。

凡是睁眼练的功法，在练功中，都不会出现幻觉。闭眼练的功法，尤其是练习"静坐功""催眠健身功"等功法时，练功练到一定程度，在"入静"的过程中，有些人会产生各种各样的幻觉。

例如，好像自己的两手不存在了，自己的身体转了方向，自己变得高大了，或者变得特别小了，甚至看到了一些飞禽走兽、香花芳草，好像自己到了深山老林里，或者到了海边、湖边、江边，还看到了一些素不相识的人物和奇妙无比的景物。还有的人好像自己从床上飘了起来，有腾云驾雾的感觉等。

有了幻觉，不要恐惧、害怕，也不要担心会走火入魔、发生危险等。

练功中出现的一些幻觉现象，是属于人体的一种正常生理反应。总之，既然是一种正常现象，就不应惊奇和恐惧，就应泰然处之，"随它去"，继续心平气和地练下去，各种幻觉会自然消失。

如果幻觉总出现，总有一种恐惧感或不放心，可将两眼睁一细缝，目视自己的鼻尖，幻觉即可消失。

另外，有不少练功者，在练功中从没有出现过幻觉现象，只感到腹部丹田发热、身体很舒服等。这也是正常的，没有必要去故意追求幻觉。

几十年来，笔者通过在各地讲学办班和个别传授，学练以上功法的徒弟和学生不下五六万人，他们遍及全国各地和几十个国家。没有一个出现走火入魔和发生危险的。因为以上功法都是中国传统的养生功、健身功，都属于安全功法。

请读者朋友放心练习。

在练习闭眼练的功法（催眠健身功除外）时，要避免有昏沉现象。如果出现昏昏欲睡的情况，这是练功效果差的一种表现。

练功练得好的，应该是大脑既高度入静，又保持觉醒状态。当出现昏沉欲睡时，可采用这样的办法克服：将两眼睁一细缝，目视自己的鼻尖，即可消除昏昏欲睡的现象。

另外，练功的场地一定要安全，以避免练功时因昏睡而不慎摔伤。

练功练到一定程度，一些练功者会有热、胀、酸、麻、痒、凉、重和蚁行感，以及穴位或肌肉跳动等现象。

这也是练功中的正常现象，是体内"气机"开始活动（发动）的表现，是练功的初期效应。当出现这种现象时，不要紧张、惊恐，也不要好奇，过于追求。应顺其自然，继续练下去。

练功练到一定程度，还会出现自发动功（外动）现象。

根据我国古代哲学和传统中医理论，阴和阳，动和静是物质运动的对立统一。阳中有阴，阴中有阳，动中有静，静中有动，动极生静，静极生动，这是事物的客观规律。

练功也离不开这一客观规律。尤其是练习"美容功""丰胸健美功""静坐功"和"催眠健身功"等功法时，练功练到一定程度，静极生动，体内的"真气"发动，就会相应地促使机体运动。开始，只是带动骨和关节不规则的动。以后，随着"真气"在全身运动，就会形成有节奏、有规律的外动。由于是自然产生的，因此，也可以说是一种自发动功。

所以，这也是一种正常现象，对机体一般只会带来好的影响。和对待幻觉一样没有必要大惊小怪，更不要惊恐、害怕，应顺其自然、心平气和地继续练习。

但是，如果久动不止，或者身体大动起来，练功时可稍加一个意念："不要再动了，慢慢停下来，停下来，好了，不动了。"由于这个意念作用，自发动就会慢慢停下来，应继续练功。还要注意的一点是，练功不要盲目追求自发功。

患有精神分裂症、癔症、躁狂症、抑郁症等精神障碍疾病者，不宜练习以上功法。

读者朋友照书练功不论是为了美容、明目、减肥、增重、丰胸、增高、催眠，还是为了治疗疾病，如果再配合自我点穴按摩治疗方法、健身操和有关食谱，效果会更快、更显著，收到事半功倍的效果。这些纯自然方法在笔者其他著作里有详细介绍。

　　读者朋友照以上功法练习一段时间，有了一定的练功效果和功力后，如果想再提高练功水平，使自己的功力再上一层楼，打通"小周天"（打通任、督二脉），进而打通"大周天"（打通全身经络血脉），达到"天人合一"的最高境界，练出高深的功夫来。可练习"周天功""五行功""内丹功""高级睡功"等功法。这些功法在笔者的练功专著《中医养生防病健身法》里有详细介绍。